Peter Zech

Die Physik in der Elektro-Therapie

Verlag
der
Wissenschaften

Peter Zech

Die Physik in der Elektro-Therapie

ISBN/EAN: 9783957000910

Auflage: 1

Erscheinungsjahr: 2014

Erscheinungsort: Norderstedt, Deutschland

Webseite: http://www.vdw-verlag.de

Cover: Foto ©Markus Wegner / pixelio.de

Die Physik

in der

Elektro-Therapie

von

Dr. P. Zech,

Professor der Physik am Polytechnikum Stuttgart.

———

Mit 50 Holzschnitten.

———

Tübingen, 1875.

Verlag der H. Laupp'schen Buchhandlung.

Im Frühjahr 1873 wurde der Unterzeichnete von einer Anzahl Aerzte Stuttgart's zu Vorträgen über Elektricität aufgefordert. Diese Vorträge, überarbeitet mit Rücksicht auf die einschlägige Literatur und auf Anregungen, die ihm von Praktikern nach Abhaltung der Vorträge zukamen, bilden den Inhalt vorliegenden kleinen Werks. Es soll, soweit das möglich ist, dem Elektrotherapeuten die nöthige Einsicht in das Wesen und die Behandlung seiner Apparate geben. Die grosse Schwierigkeit dabei war, dass der Verfasser selbstverständlich kein praktischer Elektrotherapeut ist; es mag diese Schwierigkeit eine Entschuldigung für die Mängel des Werkchens sein.

Die citirten Werke sind im Texte nur kurz angeführt, der vollständige Titel ist am Schlusse unter »Literatur« zu finden. Citate sind immer den Werken selbst entnommen, wo sie stehen.

Die Preisverzeichnisse am Schlusse sind natürlich lückenhaft, nach Apparaten und Mechanikern, sie sollen nur eine Uebersicht über die Preise geben. Bei Anschaffungen wird man doch die Original-Preiscourante beziehen.

Für Mittheilung von Literatur und Andeutungen dessen, was dem Praktiker noth thut, habe ich meinen besten Dank dem Geh. Hofrath Dr. v. Renz in Wildbad abzustatten.

Stuttgart. Juni 1875.

P. Zech.

Inhalt.

		Seite
Einleitung	. . . .	1
1. Kapitel.	Widerstand	
	1) Widerstand im Allgemeinen	6
	2) Künstlicher Widerstand, Rheostaten	25
2. Kapitel.	Elektricitätsmenge	36
3. Kapitel.	Apparate zur Erzeugung der Elektricität	
	1) Reibungselektricität	46
	2) Berührungselektricität	
	a) Allgemeines	56
	b) Polarisation	69
	c) Die galvanischen Elemente im Einzelnen	75
4. Kapitel.	Hilfsapparate zu galvanischen Batterien	
	1) Elementenzähler	91
	2) Stromwender	100
	3) Hilfsmittel zur Messung des Stroms	
	a) Tangentenbussole	102
	b) Multiplicator	107
	c) Spiegelgalvanometer	111
5. Kapitel.	Ausbreitung des Stromes	115
6. Kapitel.	Induction	121
7. Kapitel.	Erwärmung der Leiter	141
8. Kapitel.	Gesammtapparat von Brenner	145
Anmerkungen	. . . .	157
Tangententafel	. . . .	168

Einleitung.

Wenn man, wie das nach dem heutigen Stande unserer Kenntnisse für nahezu alle elektrischen Wirkungen gestattet ist, die Electricität ein Fluidum nennen, sie also einer Flüssigkeit vergleichen darf, welche je nach Umständen in bestimmten Körpern sich anhäuft oder strömend sich fortpflanzt, so wird überall, wo es sich um Erklärung einer elektrischen Erscheinung handelt, die Frage auftauchen nach der Menge der angehäuften oder strömenden Electricität und nach dem Widerstand, welcher die angehäufte an der Fortbewegung nach aussen hindert, die strömende in ihrem Laufe verzögert. Es liegt nahe, wie zuerst Ohm für den galvanischen Strom gethan hat, anzunehmen, dass eine elektrische Wirkung desto stärker ist, je grösser die dabei auftretende Electricitätsmenge, desto schwächer, je grösser der Widerstand ist, welcher dem Durchgang durch den Körper, auf den die Wirkung stattfindet, sich entgegenstellt. Es entspricht dies unsern Erfahrungen an Wasserläufen, welche desto mehr Arbeit leisten, je mehr sie Wasser führen, und je grösser ihre Geschwindigkeit, also je kleiner der Widerstand gegen ihre Vorwärtsbewegung ist.

Denken wir uns irgendwo eine bestimmte Electricitäts- menge angehäuft. Sie wird eine Wirkung ausüben, wenn sie in Bewegung kommt, wenn sie abströmen kann; diesem Abströmen wirkt ein bestimmter Widerstand entgegen. Man ziehe eine horizontale Linie AB (Fig. 1.), welche durch ihre Länge die Grösse des Widerstands bezeichnen soll, und er-

Fig. 1.

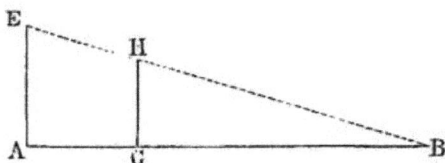

richte am Anfang A derselben eine Senkrechte AE, welche die Menge der in A angehäuften Electricität vorstellen soll.

Wird nun auf irgend welche Weise das Abströmen von A nach B, wo keine Electricität sein soll, ermöglicht, z. B. durch Verbindung der Punkte A und B durch einen Leiter, so ist die entstehende Wirkung vorgestellt durch die Steilheit der Geraden, welche E mit B verbindet. Je grösser die Electricitätsmenge und je kleiner der Widerstand, desto steiler ist die Gerade EB; die Steilheit ist durch das Verhältniss $\frac{AE}{AB}$ gegeben, ein Verhältniss, das die Mathematiker die Tangente des Winkels bei B nennen.

Wenn das Strömen fortdauert, wenn also die in A abfliessende Electricität beständig ersezt wird und die nach B kommende immer wieder abgeleitet wird, so entsteht auf dem Wege des Stroms eine bestimmte Vertheilung der Electricität in der Art, dass die in irgend einem Punkte G auf AB errichtete Senkrechte, welche EB in H trifft, durch ihre Länge GH ein Maas für die in G angehäufte Electricität gibt. Der Mathematiker nennt GH die Ordinate in G, und somit ist die Ordinate in jedem Punkt ein Maas für die dort angehäufte Electricität.

Fig. 2.

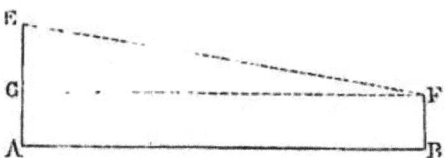

Wäre bei B auch eine bestimmte Menge Electricität z. B. BF (Fig. 2.), so wäre die Wirkung vorgestellt durch die Steilheit der Geraden EF; denn die gleichen Mengen BF und AG können keine Wirkung hervorbringen, es ist also gerade so, als ob die Menge GE abströmen würde nach F, wo keine Electricität wäre.

Da jede Electricitätsmenge, die an einem bestimmten Punkte angesammelt ist, das Bestreben hat, nach aussen zu gehen, und da dieses Bestreben proportional der Menge angehäufter Electricität ist, so spricht man von der S p a n n u n g der Electricität. Diese Spannung wächst und nimmt ab mit der Electricitätsmenge, auch sie ist daher in unsern Figuren für jeden Punkt durch die zugehörige Ordinate vorgestellt.

Bei einem galvanischen Elemente wird die eine Metallplatte positiv, die andere negativ angeregt, die Electricitätsmenge auf beiden ist gleich. Es entsteht also das Bild der Fig. 3., wo AE

Fig. 3.

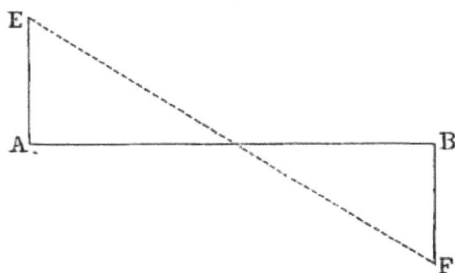

$= BF$ ist, die positive Electricitätsmenge AE nach oben, die negative BF nach unten aufgetragen ist. Die Steilheit von EF ist Maas der Wirkung. So oft von A aus etwas abfliesst, so oft bildet sich durch die Wirkung im Element wieder voller Ersaz. Auf der andern Seite B wird durch die zuströmende positive Electricität die Menge der negativen stets kleiner, da immer ein Theil derselben neutralisirt wird: auch hier besteht die Wirkung des Elements in beständigem Ersaz der neutralisirten negativen Electricität.

Bei der Reibungs-Electricität findet nur ein ganz kurz dauernder Strom statt, wenn ein Funke überspringt, aber auch er lässt sich unter dem bisher gebrauchten Bilde be-

trachten.   Sind z. B. zwei Kugeln von Metall gegenüber-
gestellt, die eine mit einer bestimmten Menge positiver Electricität AE (Fig. 3.), die andere mit ebenso viel negativer
BF geladen, so wird eine Ausgleichung erfolgen, wenn die
Linie EF eine bestimmte Steilheit erreicht hat: dann kann
die Electricität eine bestimmte Wirkung ausüben, nehmlich
die Luftschicht zwischen den Kugeln durchbrechen. Mit der
Ausgleichung hört die Bewegung auf, es ist nur ein augen-
blicklicher Strom, der aber gleichen Gesezen unterliegt, wie
der fortdauernde des galvanischen Elements. Die Erfahrung
zeigt nehmlich, dass die Schlagweite des elektrischen Funkens der Ladung oder der Electricitätsmenge in A und B
proportional ist. Da aber die Schlagweite ein Maas für den
Widerstand — die Länge der dem Uebergang der Electricität
widerstehenden Luftschicht — ist, so ergibt sich, dass zum
Ueberspringen des Funkens eine bestimmte Steilheit der Geraden EF nöthig ist, ein bestimmtes Verhältniss der Electricitätsmenge zum Widerstand. Durch Zuführen von mehr
Electricität kann man die Steilheit beliebig vermehren, also
die Wirkung vergrössern, vorausgesezt, dass nicht die Electricität einen andern Weg der Ausgleichung finde.

Da die Wirkung des Stroms oder der Entladung blos
von der Steilheit einer Geraden abhängt, so ist die Wirkung überall gleich, längs des ganzen Wegs. Es stimmt
dies mit der Erfahrung, dass es gleichgiltig ist, wo man
auf einem Stromweg eine Tangentenboussole oder ein Voltameter einschaltet: der Ausschlag der Magnetnadel, die
Menge zersezten Wassers ist überall gleich. Der elektrische
Strom wäre sonach einem Wasserlauf in einem Canal mit
durchweg gleichem Gefäll zu vergleichen; auch bei ihm ist
es gleichgiltig, wo ein Wasserrad eingesezt wird, seine Arbeit ist überall gleich.

Theilung eines Stroms. Anders verhält sich die Sache, wenn der Bewegung der
Electricität zwei oder mehrere Wege geboten sind. Was dann

geschieht, ergibt sich wieder am einfachsten aus der Analogie mit einem Wasserlauf. Wenn sich ein solcher theilt, so ist die gesammte Menge Wasser, die durch die Zweigleitungen abfliesst, so gross als die auf dem ersten Wege ankommende; es würde ja sonst immer mehr das Wasser an der Theilungsstelle sich anhäufen, oder immer mehr abnehmen, während ein gleichmässig fortdauernder Strom vorausgesezt ist. Ebenso muss sich die gesammte Electricitätsmenge auf Zweigleitungen so vertheilen, dass die Summe der in den Zweigen gleich der in dem Hauptstrom fliessenden ist. Und da die Stromstärke, d. h. die Wirkungsfähigkeit des Stroms, durch die Electricitätsmenge bestimmt ist, welche in einer bestimmten Zeit durch den Querschnitt des Leiters strömt, so folgt unmittelbar, dass die Stromstärke im Hauptstrom gleich der Summe der Stromstärken in den Zweigleitungen ist.

Wie ferner die Vertheilung des Wassers aus einem Lauf in mehrere in der Art erfolgt, dass am meisten Wasser dahin fliesst, wo der Querschnitt oder das Gefäll am grössten, d. h. wo der Widerstand gegen das Abfliessen am kleinsten ist, so wird es natürlich sein anzunehmen, dass auch ein elektrischer Strom, wenn er sich verzweigen muss, sich nach dem Widerstand der Zweige verschieden theilt. Am einfachsten ist die Annahme, dass die Vertheilung umgekehrt proportional den Widerständen erfolge.

Die Erfahrung hat diese einfachen Säze durchaus bestätigt. Wir sezen sie als richtig voraus und betrachten sie als Grundlage der Lehre vom galvanischen Strom.

Erstes Kapitel

Widerstand.

1. Widerstand im Allgemeinen.

Ohm hat zuerst den Begriff des Widerstands für den
einfachsten Fall festgestellt, nehmlich für einen linearen
Leiter, d. h. für einen Leiter mit überall gleichem Querschnitt, wie das z. B. bei den Drähten stattfindet. Der
Widerstand ist hier der Länge proportional, dem Querschnitt umgekehrt proportional und hängt noch von dem
Stoffe ab, aus dem der Leiter besteht. Weiss man, wie
gross der Widerstand eines Leiters ist, der ein Meter lang
ist und ein Quadratmillimeter zum Querschnitt hat, so ergibt sich der Widerstand eines beliebigen Stücks, wenn
man jene Zahl mit der Anzahl Meter, die es lang ist, multiplicirt, und mit der Anzahl Quadratmillimeter, die es zum
Querschnitt hat, dividirt. Der Widerstand eines Leiters von
ein Meter Länge und ein Quadratmillimeter Querschnitt
heisst specifischer Widerstand.

Wenn z. B. 0,018 der specifische Widerstand des Kupfers ist, so
leistet ein Kupferdraht von 8 Meter Länge und 0,3 Quadratmillimeter
Querschnitt den Widerstand

$$\frac{8 \cdot 0,018}{0,3} = 0,48$$

oder ein Telegraphendraht von Eisen, dessen specifischer Widerstand
0,1 ist, auf eine Meile = 7400^m bei einem Querschnitt von 12 Quadratmillimeter den Widerstand

$$\frac{7400 \cdot 0,1}{12} = 62.$$

Wie man beim specifischen Gewicht und bei der speci- *Wider-standseinheit.* fischen Wärme einen bestimmten Körper zu Grunde legt, mit welchem die andern verglichen werden, so auch beim specifischen Widerstand: das reine Wasser wird jedoch nicht gewählt, weil sein Widerstand so ungemein gross ist, dass dann der Widerstand der Metalle in ganz kleinen Brüchen auszudrücken wäre; ein gewöhnliches Metall nicht, weil dieses schwierig rein herzustellen ist und kleine Beimischungen fremder Substanzen in der Regel den Widerstand beträchtlich ändern. Siemens hat das Quecksilber vorgeschlagen und darnach heisst der Widerstand einer ein Meter langen Quecksilbersäule mit ein Quadratmillimeter Querschnitt eine Siemens'sche Einheit. (Kurz bezeichnet durch S. E.) Anders ausgedrückt heisst dies: der specifische Widerstand des Quecksilbers ist Eins.

Von den verschiedenen Methoden zur Bestimmung des *Methoden der Bestimmung.* specifischen Widerstands sollen hier mit einer einzigen Ausnahme nur die gebräuchlichsten angeführt werden. Beginnen wir mit der erstern, weil sie ein gewichtiges Zeugniss für die Gleichheit der Reibungs- und der galvanischen Electricität abgibt. Es ist dies die Methode, welche Ries (Lehre von der Reibungs-Electricität Berlin 1853. I. pag. 425) angewandt hat, um den Widerstand von Metalldrähten zu bestimmen. Sie besteht darin, dass eine Leydner Flasche, die stets gleiche Ladung erhält, entladen und Drähte verschiedener Art in den Entladungsbogen eingeschaltet wurden. Die Erwärmung der Drähte gab ein Maass für den Widerstand. Ries fand so den Saz bestätigt, dass der Widerstand proportional der Länge und umgekehrt proportional dem Querschnitt ist. Für die specifischen Widerstände fand er — den des Platins gleich Eins genommen — folgende Zahlen:

Silber	Kupfer	Gold	Cadmium	Messing	Palladium
0,104	0,155	0,175	0,405	0,560	0,854
(0,105)	(0,113)	(0,144)	(0,476)		(0,833)

Eisen	Platin	Zinn	Nickel	Blei	Neusilber
0,879	1	1,053	1,180	1,503	1,752
(0,745)	1	(0,920)	(0,803)	(1,355)	

Die unten stehenden eingeklammerten Zahlen sind von Matthiesen aus Versuchen abgeleitet, die mit dem galvanischen Strom an möglichst reinen Metallen gemacht wurden. Wenn man bedenkt, dass kleine Beimengungen schon den Widerstand sehr beträchtlich ändern können, so ist die Uebereinstimmung vollkommen genügend.

Der Widerstand beim galvanischen Strom wird in der Regel mit der Wheatstone'schen Brücke und einem empfindlichen Galvanoskop bestimmt.

Die Wheatstone'sche Brücke besteht im Wesentlichen in einem zwischen zwei Messingklemmen ausgespannten Platindraht (Platin, weil unter gewöhnlichen Umständen nicht oxydirbar) von ein Meter Länge, neben welchem eine Eintheilung in Millimetern angebracht ist. (Fig. 4 gibt eine perspectivische Ansicht des Instruments, Fig. 5 eine schematische Darstellung der Operation, die Buchstaben

Widerstand beim galvanischen Strom.

Fig. 4.

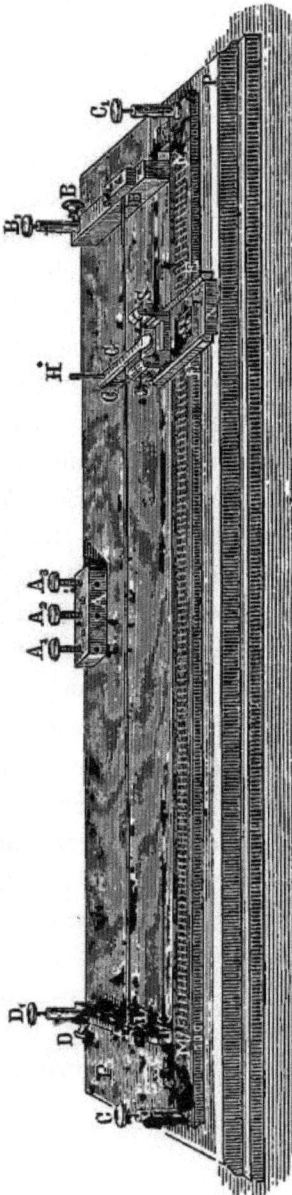

Fig. 5.

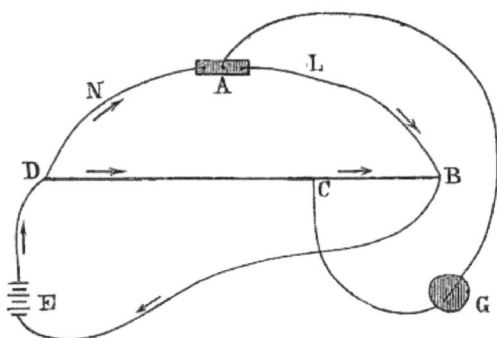

bei beiden sind dieselben.) In die Klemmen B und D, zwischen welchen der Platindraht ausgespannt ist, werden die Leitungsdrähte eines galvanischen Elements E (unter Umständen — nehmlich bei sehr grossen zu untersuchenden Widerständen — die einer Batterie) eingeschraubt. Von dem Messingstück A gehen 3 Drähte aus, einer zum Galvanometer G, dann ein Normaldraht N, dessen Widerstand bekannt ist, am bequemsten 1 oder 10 oder 100 u. s. w. Einheiten, und drittens der zu untersuchende Draht L. Das andere Ende des Normaldrahts wird in die Messingsäule D, das des zu untersuchenden Drahts in die Säule B eingeschraubt. Der zweite vom Galvanometer ausgehende Draht führt zu der Metallscala und durch Vermittlung eines Schiebers, der sich längs der Scala bewegen lässt und eines vorn mit einer Platinschneide versehenen Hebels zu dem ausgespannten Platindraht. Der Berührungspunkt der Schneide mit dem Draht ist mit C bezeichnet.

Halten wir uns jezt an die schematische Darstellung der Fig. 5. und nehmen wir an, der Strom von der Batterie E gehe gegen D (die Richtung des Stroms ist gleichgiltig). In D theilt sich der Strom nach den zwei Wegen DAB und DCB. Es ist nun immer möglich, den Punkt C (durch Bewegen des Schiebers längs der Scala) so zu wählen, dass

das Galvanometer keinen Ausschlag zeigt, also die Nadel
gleiche Lage behält, ob die Berührung bei C aufgehoben
oder wieder hergestellt wird. Wenn dies der Fall ist, so
geht längs $A\,G\,C$ kein Strom. Die gesammte in D ankommende Electricitätsmenge pflanzt sich längs der zwei Wege
$D\,A\,B$ und $D\,C\,B$ fort, ohne in A oder C etwas zu verlieren.

Denken wir an die früher erörterte graphische Darstellung, so hat die Spannung in D einen bestimmten Werth
D, welche sowohl auf dem Wege $D\,A\,B$ als auf dem Wege
$D\,C\,B$ stetig abnimmt, bis zu einem bestimmten Werth B in
B. Da aber auf dem Wege $A\,G\,C$ kein Strom sein soll, so
muss die in A und C stattfindende Spannung gleich gross sein,
sonst würde vom Punkte der grössern Spannung zu dem
der kleinern Electricität fliessen. Also haben wir als Resultat: auf dem Weg $D\,A\,B$ so gut wie auf dem Weg $D\,C\,B$
nimmt die Spannung der Electricität vom Werthe D zum
Werthe B gleichmässig ab, und in A und C sollen die Spannungen gleich sein. Das ist offenbar nur möglich, wenn die
Punkte A und C die Gesammtwiderstände längs $D\,A\,B$ und
$D\,C\,B$ gleich theilen. (Anmerkung 1.)

Fig. 6.

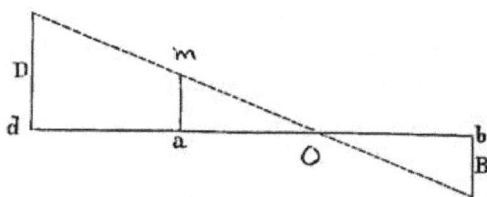

Fig. 7.

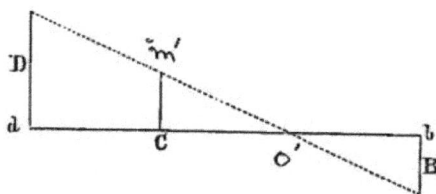

Fig. 6 und 7.
sollen dieses Resul-
tat veranschauli-
chen. Die Geraden
$d\,a\,b$ und $d\,C\,b$ sollen
die Widerstände auf
den zwei Wegen vor-
stellen, D die Span-
nung in d, B die in
b; durch Verbindung
der Endpunkte er-
hält man die Gera-
den, deren Steilheit
die Stromstärken an-
geben. Soll in a
und C die Spannung
gleich sein, so müs-
sen die zugehörigen

Ordinaten gleich sein und das ist, da D und B in beiden Zeich-
nungen gleich sind, offenbar dann der Fall, wenn die Verhältnisse
$da : ab$ und $dC : Cb$ gleich sind.

Daraus ergibt sich also, dass der Widerstand des Normaldrahts zu dem des zu untersuchenden sich verhält wie der
Widerstand längs CB zum Widerstand längs CD, (s. Fig. 5.)
oder also wie die Widerstände der zwei Stücke, in welche der
Platindraht durch den Anlegepunkt getheilt wird. Da aber
diese Stücke einem und demselben Draht angehören, so
verhalten sich ihre Widerstände wie ihre Längen. Man hat
also nur auf dem Schieber abzulesen, wie gross das eine
und andere Stück ist, und hat damit das Verhältniss der
Widerstände des Normaldrahts und des zu untersuchenden
Drahts und daher auch den wirklichen Widerstand des leztern.

Beispiel: an der Stelle von N war die Siemens'sche Einheit eingeschaltet, an der Stelle von L ein Neusilberdraht. Die Längen DC
und CB waren 36^{cm} und 64^{cm} also der Widerstand des Neusilber-
drahts $\frac{36}{64} = \frac{9}{16} = 0,562$ S. E.

Ist so der Widerstand eines beliebigen Drahts bestimmt,
so kann man aus ihm den specifischen Widerstand des Stoffs,
aus dem er besteht, finden, indem man mit der in Meter
ausgedrückten Länge dividirt und mit dem in Quadratmilli-
metern ausgedrückten Querschnitt multiplicirt. Schwierig
ist dabei meist die Bestimmung des Querschnitts; am si-
chersten ergibt sich derselbe aus dem Gewichtsverlust in
Wasser und aus der Länge. Hat man den Draht in Luft und
Wasser gewogen, so erhält man den Querschnitt in Qua-
dratmillimetern, wenn man den Gewichtsverlust in Wasser
(in Grammen ausgedrückt) mit der Länge (in Metern ausgedrückt) dividirt. (Siehe Anmerkung 2.)

Im obigen Beispiel war der Neusilberdraht 1^m,34 lang, wog in
Luft 6^{gr},78, in Wasser 5^{gr},99; also war der Gewichtsverlust in Wasser
0^{gr},79 und der Querschnitt:

$$\frac{0,79}{1,34} = 0,59$$

und der specifische Widerstand:

$$0,562 \cdot \frac{0,59}{1,34} = 0,248.$$

Auf solche Weise hat man unter anderen folgende Zahlen für den specifischen Widerstand von Stoffen, welche in der praktischen Anwendung des galvanischen Stroms von besonderer Bedeutung sind, gefunden:

Quecksilber	1	Gaskohle	43
Silber	0,017	Schwefelsäure, spec. Gew. 1,27	7320
Kupfer	0,018	1,84	47000
Zink	0,057	käufliche Salpetersäure	18000
Platin	0,092	Zinkvitriollösung	288000
Eisen	0,099	Kupfervitriollösung	306000
Neusilber	0,248	Reines Wasser	120000000

Die Zahlen sind nur genäherte, eine kleine Beimischung fremder Substanzen kann sie wesentlich ändern. Ausserdem sind sie mit der Temperatur veränderlich, bei Metallen in der Art, dass für jeden Grad über Null der Widerstand um $\frac{1}{273}$ zunimmt.

Die obige Tabelle kann zu einer Reihe von Betrachtungen Anlass geben; einige den Mediciner besonders interessirende mögen hier sofort angereiht werden.

Als Leitungsdrähte wendet man für gewöhnlich fast ausnahmslos Kupferdrähte oder Gespinnste aus Kupferdraht an; sie sind wohlfeiler als silberne, leiten nahe eben so gut wie Silber und besser als alle andern Metalldrähte. Bei langen Leitungen allerdings — z. B. bei Telegraphenleitungen — wird, da das Eisen beträchtlich billiger ist, vorzuziehen sein, einen dickern Eisendraht zu nehmen, der dann troz seines grössern Querschnitts doch noch wohlfeiler als Kupferdraht von gleicher Länge ist und wegen seines grössern Querschnitts nahe so gut wie Kupferdraht leitet. Sein Querschnitt muss dann 5 bis 6mal so gross sein, als der des Kupfers wäre, da in diesem Verhältniss sein specifischer Widerstand grösser ist.

Handelt es sich dagegen um Einschaltung künstlicher Widerstände, so wird man, um den Apparat weniger voluminös zu machen, den schlechtest leitenden Draht wählen, also Neusilberdraht von recht kleinem Querschnitt.

Im Allgemeinen leiten S ä u r e n besser, als die S a l z e, welche im Verlauf des Gebrauches der galvanischen Elemente sich aus ihnen bilden. Daher rührt es unter anderem, dass alle galvanischen Elemente mit der Zeit an Stärke verlieren. Die bei allen gebräuchlichen galvanischen Elementen verwendete Schwefelsäure hat die Eigenschaft, beim specifischen Gewicht 1,27 am besten zu leiten (etwa 1 Volum concentrirte Schwefelsäure auf zwei Wasser). Diese Mischung wird daher als Füllung für Wasserzersetzungsapparate gebraucht (die beigemischte Schwefelsäure dient nur zur Erhöhung der Leitungsfähigkeit des Wassers, wird vom Strom nicht zerlegt). Je mehr man von diesem Punkt aus Wasser beimischt, desto mehr wächst der Widerstand. Handelt es sich um Füllung galvanischer Elemente mit grossem Widerstand (Daniell, Meidinger, Siemens, Beetz), so genügt 1 Theil Schwefelsäure auf 20 Wasser, bei Elementen mit kleinerem Widerstand, besonders Grove und Bunsen, nimmt man meist 1 Theil Schwefelsäure auf 10 Wasser; wenn der Widerstand noch kleiner werden soll, auch 1 Theil Schwefelsäure auf 5 Wasser.

Dem im Allgemeinen grossen Widerstand der F l ü s s i g k e i t e n hilft man bei galvanischen Elementen dadurch ab, dass man ihre Dimensionen vergrössert und die zu erregenden Metallplatten möglichst nahe an einander rückt. Nimmt man z. B. ein Bunsen'sches Element von gewöhnlichen Dimensionen, so kann man die Oberfläche der Kohle zu $100^{cm} = 10000^{mm}$ rechnen [1]), den Abstand der Kohle von

---

1) Der Verfasser hält es für überflüssig, Quadratcentimeter oder

Zink zu $4^{cm} = 0^m,04$. Rechnet man für die verdünnte Schwefelsäure und für die Salpetersäure den gleichen specifischen Widerstand, nehmlich 18000, so erhielte man für den Widerstand im Element

$$0{,}04 \ \frac{18000}{10000} = 0{,}072$$

da es sich um eine Säule von 10000^{mm} Querschnitt und $0^m,04$ Länge handelt. Die direkte Messung gibt jedenfalls das Zehnfache, wohl hauptsächlich wegen der zwischen Kohle und Zink befindlichen Thonzelle, welche den Querschnitt für die durchgehende Electricität beträchtlich verkleinert, da bei dem ungeheuer grossen Widerstand der Thonmasse die Leitung nur durch die Poren möglich ist.

Isola-toren.

    Isolatoren nennt man Substanzen, welche sehr schlechte Leiter sind, d. h. einen sehr grossen Widerstand leisten. In erster Linie sind hier zu nennen eine Reihe harziger Substanzen, Schellak, Siegellak, Kautschuk, Guttapercha u. s. w. und als thierisches Produkt Wolle und Seide. Messungen ihrer specifischen Widerstände in S. E. gibt es nur wenige. Für natürliche Seide, von einem in warmem Wasser erweichten Cocon abgesponnen und nachher getrocknet fand ich nach mehreren Bestimmungen etwa 74000000 S. E., also weniger als reines Wasser. An unterseeischen Kabeln hat Siemens Versuche mit Kautschuk und Guttapercha gemacht; je nach der Zubereitung war das Resultat $\frac{1}{2}$ Trillion bis 30 Trillionen S. E., die grössten Zahlen,

---

Cubikmillimeter u. s. w. eigens zu bezeichnen. Bekanntlich besteht noch ein grosser Streit, wie diese Bezeichnung zu wählen sei. Es wird aber nur selten vorkommen, dass ein Zweifel besteht, ob Millimeter oder Quadratmillimeter u. s. w. gemeint seien, und dann kann man ja den ganzen Namen ausschreiben. Wenn man von einer Fläche oder einem Körper spricht, so weiss Jedermann, ob Quadrat- oder Cubik- vorzusetzen ist. Man sagt ja auch ein Meter Holz, eine Ruthe Erde u. s. w.

die bis jezt bestimmt worden sind, so dass die beiden Substanzen mit Recht Isolatoren genannt werden können.

Glas an und für sich ist ein Isolator, allein die meisten
Glassorten haben die Eigenschaft, hygroskopisch zu sein:
sie ziehen den Wasserdampf der Atmosphäre an, dieser
schlägt sich an der Oberfläche nieder und nun findet Leitung längs der Wasserschicht statt. Jedes Glasstück, das
als Isolator dienen soll, muss daher mit Firniss überzogen
werden, am besten mit dem schlecht leitenden Schellakfirniss (Lösung von käuflichem Schellak in Alkohol).

Auch Hartkautschuk, der neuerdings vielfach als Isolator statt Glas verwendet wird, wird nicht selten mit der
Zeit an der Oberfläche mehr oder weniger leitend, wenn er
häufig gerieben wird, und muss dann abgeschabt werden.
Es zeigt sich dies besonders bei der Influenzmaschine.

Trockenes Holz wird vielfach als Isolator verwendet.
Sein specifischer Widerstand ist ungefähr gleich dem der
Seide, er wird bedeutend vermehrt durch Poliren, weil die
dazu verwendeten Substanzen — Schellak und Alkohol —
gute Isolatoren sind. Wenn daher elektrische Apparate auf
einem polirten Tisch aufgestellt sind, so ist ein Verlust an
Electricität kaum zu befürchten.

Sehr gute Isolatoren sind trockene Gase, doch gibt es
darüber keine absolute Messungen. Faraday hat gefunden,
dass Kohlensäure, Luft und Stickstoff ungefähr gleichen
Widerstand leisten; Chlorwasserstoff beinahe den doppelten,
Wasserstoff den halben. Er machte den Versuch mit Reibungs-
Electricität, indem er die Schlagweite zwischen zwei Kugeln
in Luft und in dem betreffenden Gase verglich. Der elektrische Funke hatte zwei Wege durch Verzweigung, der eine
(Fig. 8.) von A nach B durch die Luft, der andere von C
nach D in einer verschlossenen mit dem betreffenden Gase
gefüllten Röhre. Der Abstand der Kugeln in der Luft wurde
solange vergrössert, bis der Funke nicht mehr durch die

Fig. 8.

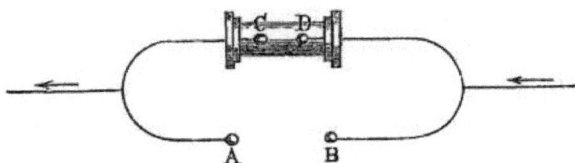

Luft, sondern durch das Gas überschlug: dann war hier der Widerstand etwas kleiner, und der wechselnde Abstand der Kugeln in der Luft bei Untersuchung verschiedener Gase gab ungefähr ein Maas für deren Widerstand.

Vollkommene Isolatoren sind ätherische Oele und der leere Raum. Selbst der stärkste galvanische Strom wird durch eine Schicht Erdöl, Terpentinöl u. s. w. vollständig unterbrochen. Es ist daher auch unmöglich, solche Substanzen durch den galvanischen Strom zu zersezen. Dass der leere Raum vollkommen isolirt, zeigt, dass Geissler'sche Röhren durch den Inductionsstrom nicht mehr zum Leuchten zu bringen sind, wenn die Verdünnung der Gase in ihnen gar zu gross geworden ist. Hittorf hat leere Glasröhren dargestellt mit eingeschmolzenen Platindrähten, deren innere Enden etwa ein Millimeter von einander abstehen, zwischen denen aber kein elektrischer Funke, selbst bei Benüzung grosser Leydner Flaschen, überspringt: dagegen sieht man eine Ausgleichung längs der Glasoberfläche erfolgen.

Ablei-
tungen.   Es ergibt sich hieraus, dass immer in den zur Uebertragung der Electricität auf den menschlichen Körper verwendeten Leitungen etwas verloren geht, desto weniger, je besser Apparate, Leitungen und Object des Experiments isolirt sind. Allein in den wenigsten Fällen wird ein solcher Verlust von einiger Erheblichkeit sein. Um dies nachzuweisen und um in jedem Fall beurtheilen zu können, wieviel verloren geht, soll hier noch näher auf Ableitungen eingegangen werden.

Zunächst tritt uns in den alltäglichen Erfahrungen ein scheinbarer Widerspruch entgegen: wir hüten uns wohl, einen elektrischen isolirten Leiter mit dem Finger zu berühren, wenn er seine Electricität behalten soll, denn schon die kürzeste Berührung genügt, ihm alle Electricität zu nehmen. Dagegen weiss Jedermann, dass man einen Leitungsdraht, während der Strom durchgeht, berühren darf, ohne dass die Stromstärke sich ändert. Ja man kann den Draht in metallische Verbindung mit der Gasleitung bringen, also mit einem weitverzweigten Metallkörper, der an vielen Stellen mit dem feuchten Erdboden in Verbindung steht, und doch zeigt die abgelenkte Magnetnadel keinen Verlust an Stromstärke.

Woher dieser Unterschied? Beidemal, bei der Reibungs-Electricität und bei der galvanischen Electricität, wird die an der Berührungsstelle befindliche Electricität weggenommen, ersezt sich von dem Leiter her durch neue, diese geht wieder fort u. s. w. Darüber kann kein Zweifel sein, höchstens wird die Ableitung etwas länger dauern, wenn der berührende Körper ein schlechter Leiter ist. Geht ja selbst in der Umgebung von Luft in einer Minute $\frac{1}{10}$ bis $\frac{1}{80}$ der Ladung eines isolirten Leiters verloren. Aber der wesentliche Unterschied ist der, dass bei Reibungs-Electricität, welche auf einem Leiter angesammelt ist, eine Erschöpfung eintritt, weil keine neue nachgeliefert wird; es wird mit der Zeit — und diese Zeit ist eine sehr kurze — alle abströmen. Beim galvanischen Strom dagegen wird stets neue producirt und es stellt sich ein Zustand her, welcher sich vom ursprünglichen nur dadurch unterscheidet, dass die Spannung an einer andern Stelle, an der Berührungsstelle, Null ist, ohne dass deswegen die Stromstärke, die Menge und Geschwindigkeit der Electricität, sich ändern.

Beim galvanischen Strom hat man zwei Metalle, deren elektrische Differenz stets gleich bleibt. Oben bei der graphischen Darstellung des Stroms (pag. 3) haben wir beiden Metallen gleiche Electricitätsmengen gegeben und die Fig. 9 (folg. Seite) erhalten. In der Mitte der Leitung ist die Spannung Null. Berührt man dagegen

Fig. 9.

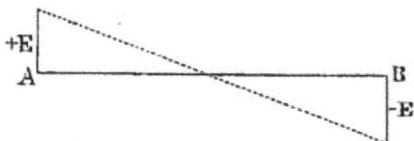

die eine Metallplatte z. B. die positive ableitend, so ist ihre Electricitätsmenge Null, die andere Metallplatte hat erfahrungsgemäss immer gleich viel weniger, also, da die eine vorher (Fig. 9) $+E$ hatte, die andere $-E$, stets $2E$ weniger, als die positive; und da in unserm Fall die positive abgeleitet ist oder Null hat, so hat die negative $-2E$. Man erhält jezt die Fig. 10. Die Stromstärke ist die gleiche, denn die Linie AF hat dieselbe Steilheit, wie die Linie CD; aber die Vertheilung der Spannungen ist eine andere. Es ist eine Electricitätsmenge entzogen, welche durch das Viereck $ACDF$ vorgestellt ist; nachher aber kann keine mehr entzogen werden, weil in A die Spannung Null ist. Berührt man an einem beliebigen Punkt M zwischen A und B, so gibt die Fig. 11 die jezt stattfindenden Verhältnisse: es ist positive Electricität gewonnen, welche durch das Viereck $EDFG$ vorgestellt ist, oder eine gleiche Menge negativer Electricität entzogen worden. Die Stromstärke ist wieder dieselbe, die Spannungen allein sind anders vertheilt, in M ist die Spannung Null. Es wird also im Allgemeinen auch dem galvanischen Leitungsdraht Electricität entzogen, an der Berührungsstelle wird die Spannung Null, aber da die elektrische Differenz der zwei Metalle stets gleich bleibt, so ändert diese Entziehung nichts in der Stromstärke.

Fig. 10.

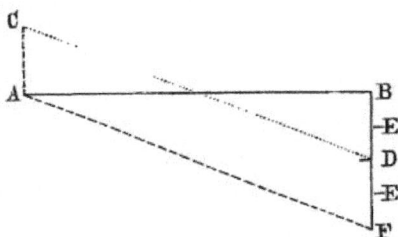

Fig. 11.

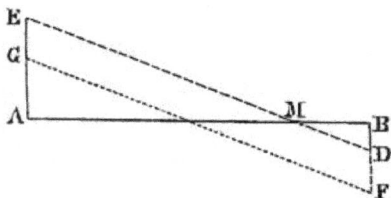

Abzweigungen. Nach dem Vorhergehenden ändert sich die Stromstärke nicht, wenn die Leitung an einem Punkt ableitend berührt wird. Sowie dagegen die Ableitung wieder zum Leitungsdraht zurückkehrt, so werden die Stromverhältnisse geändert, sowohl in der einfachen, als in der getheilten Strombahn.

Wenn z. B. das galvanische Element E (Fig. 12.) einen
Strom im Sinne des Pfeils längs $ABCD$ gibt — ein Strom,
dessen Stärke durch den Quo-
tienten der Spannung E im Element und des Gesammtwiderstands
(der Leitung und des Elements)
gemessen wird — und wenn jezt
eine Zweigverbindung AC angebracht wird, so ist zunächst klar,

Fig. 12.

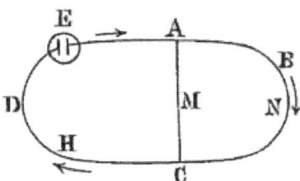

dass der Gesammtwiderstand kleiner ist als vorher, weil
von A nach C zwei Wege offen stehen, also die Electricität
von A nach C leichter gelangen kann, als auf dem vorher
allein freien Weg. Es wird daher die Stromstärke von E
nach A und daher auch von C über D nach E, weil diese
der vorhergehenden gleich sein muss, da auf diesem Theil
des Wegs keine Verzweigung stattfindet, grösser sein als
vorher. Dieser grössere Strom theilt sich in A im umgekehrten Verhältniss der Widerstände längs AC und ABC
in diese Zweige. Hauptaufgabe wird also nur sein, die ver-
grösserte Stromstärke zu finden.

Wir sezen die Widerstände längs AC und längs ABC,
sowie den Gesammtwiderstand längs CDA als bekannt
voraus und bezeichnen sie der Kürze wegen der Reihe nach
mit M, N und H (s. Fig. 12). Vor Eintritt der Zweigleitung wäre somit die Stromstärke gleich der Spannung E
dividirt durch den Widerstand $(N+H)$. Wird nun die
Zweigleitung eingeschaltet, so kann man sich den Widerstand M längs AC ersezt denken durch eine Quecksilbersäule von einem Meter Länge und dem Querschnitt $\frac{1}{M}$, und
den Widerstand N längs ABC ebenso durch eine Quecksilbersäule von einem Meter Länge und dem Querschnitt
$\frac{1}{N}$ Dann hätte man von A nach C zwei gleich lange Queck-

silbersäulen von bekannten Querschnitten, die man sich
auch zu einer einzigen vereinigt denken kann, deren Querschnitt gleich der Summe der beiden andern ist, also
$\left(\frac{1}{M} + \frac{1}{N}\right)$; und damit ist der Gesammtwiderstand für das
Element E bestimmt, also die Aufgabe gelöst. (siehe An-
merkung 3.)

Es sei z. B. $M = 2$, und $N = 3$, der Widerstand $A\,E$
lässt sich dann ersezen durch eine Quecksilbersäule von
der Länge 1^m und dem Querschnitt $\frac{1}{2}$ Quadratmillimeter,
der Widerstand $A\,B\,C$ durch eine Quecksilbersäule von der
Länge 1^m und dem Querschnitt $\frac{1}{3}^{mm}$, also beide durch eine
einzige Quecksilbersäule von 1^m Länge und $\frac{1}{2} + \frac{1}{3} = \frac{5}{6}^{mm}$
Querschnitt, und damit ist der Gesammtwiderstand beider
Verzweigungen bestimmt, da er gleich dem Widerstand einer
Quecksilbersäule von 1^m Länge und $\frac{5}{6}^{mm}$ Querschnitt gefunden ist, er ist $\frac{6}{5}$ S. E. Dieser Gesammtwiderstand ist
kleiner als der Widerstand längs jeder der Zweigleitungen,
eben deswegen, weil zwei Wege offen stehen.

Führen wir das Beispiel noch weiter aus, und nehmen
an, dass der Widerstand längs $C\,D\,A$, der oben mit H bezeichnet wurde, 4 sei und die Electromotorische Kraft des
Elements 20, so hätte man für die Stromstärke

ohne Zweigleitung: $\dfrac{20}{4 + 3} = \dfrac{20}{7} = 2,86$

mit Zweigleitung: $\dfrac{20}{4 + \frac{6}{5}} = \dfrac{20}{5,2} = 3,85$

Die lezte theilt sich nach $A\,C$ und $A\,B\,C$ im umgekehrten
Verhältniss der Widerstände, also kommt auf:

$A\,C$ die Stromstärke $\quad 3,85\,\dfrac{3}{2 + 3} = 2,31$

$A\,B\,C\quad . \quad . \quad . \quad . \quad 3,85\,\dfrac{2}{2 + 3} = 1,54$

Die Summe der Stromstärken in den Zweigleitungen ist
natürlich gleich der Stromstärke in der einfachen Leitung.

Selbstverständlich gibt es bei einer solchen Zweigleitung die verschiedensten Verhältnisse: ist der Widerstand
M sehr klein gegen N, so wird der Strom in ABC nahe
Null werden, beinahe alle Electricität längs AC strömen;
ist dagegen der Widerstand M sehr gross gegen N, so
bleibt der Strom in ABC nahe ungeändert. Man hat es
also mit einer solchen Zweigleitung in der Hand, den Hauptstrom beliebig abzuschwächen.

Sehen wir von den Zwischenapparaten (Rheostaten u. s. w.)
ab, die zwischen der Electricitätsquelle (den galvanischen
Elementen) und den Leitungsschnüren, mit denen die Electricität dem menschlichen Körper zugeführt wird, eingeschaltet
sind, so handelt es sich in der Therapie nur um zwei Fälle,
um einen sehr grossen Widerstand, (die thierischen Gewebe,
speciell die Haut), der nach Tausenden von Einheiten gemessen wird [2]), oder — bei der Galvanokaustik — um
einen Widerstand von wenig Einheiten. Im lezten Fall ist
es, wenn man den Widerstand des Körpers des Experimen-

---

2) Nach Weber leitet der menschliche Körper 50 Millionen mal
so schlecht, als Kupfer, das gäbe den specifischen Widerstand 900000.
(Althaus pag. 18.) Lenz und Ptschellnikoff geben den Leitungswiderstand des menschlichen Körpers als solchen zu 2045,
Pouillet, wenn die Hände gut befeuchtet sind, zu 1094 an. Die
trockene Epidermis für sich soll 50 mal grössern Widerstand leisten
als der ganze menschliche Körper (Meyer, pag. 19. 20). Nach
Matteuci leiten die Muskeln viermal so gut als die Nerven, nach
Schlesinger verhalten sich die Widerstände von Nerven und
Muskeln wie $8:3$. Eckhard sezt den Widerstand der Muskeln
gleich Eins, dann ist der der Knorpeln 2, der Sehnen 2,1, der Nerven
2,1 und der Knochen 19. (Althaus 21 ff.) Alle diese Resultate sind
wohl ziemlich unsicher; es ist schwierig, mit solchen organischen
Substanzen zu operiren und gewiss ist auch ihr Widerstand verän-
derlich, nach Eckhard veränderlich je nach ihrem Wassergehalt
(Beiträge zur Anatomie und Physiologie. Giessen 1858. Bd. I. p. 57.).
Runge (Deutsches Archiv VII. 604) findet zwischen knopfförmigen
Electroden von 2—3^{cm} Durchmesser bei unverlezter Haut den Widerstand des eingeschalteten Rumpfes zu 2000 bis 5000 Einheiten.

tators von Hand zu Hand zu 4000 Einheiten nimmt, gleichgiltig, ob derselbe die Zuleitung berührt oder nicht, es wird
nur ein Minimum des Stromes verloren gehen; weil der
glühende Platindraht mit der übrigen Leitung nur wenige
Einheiten Widerstand leistet, nicht einmal ein Tausendtheil.

Im ersten Fall dagegen ist der Widerstand der beiden
Zweigleitungen sehr gross gegenüber dem andern Widerstand in den Elementen. Vernachlässigt man diesen ganz,
so gibt die obige Methode zu rechnen das Resultat, dass
jede Zweigleitung einen Strom erhält, als ob
die andere Zweigleitung nicht vorhanden wäre.

Hat man z. B. 30 Daniell ungleichnamig [3]) verbunden,
jedes mit der elektrischen Spannung 12, also alle mit einander 360; ferner jedes mit dem Widerstand 1,5 also alle
mit einander 45, so kann man diesen Widerstand geradezu
weglassen gegenüber dem Widerstande im thierischen Körper.
Thut man dies und ist der Widerstand ohne Zweigleitung
3000, der in der Zweigleitung 4000, so lässt sich der erste
durch eine Quecksilbersäule von 1^m Länge und $\dfrac{1}{3000}^{mm}$ Querschnitt, der zweite durch eine eben solche Quecksilbersäule
von $\dfrac{1}{4000}^{mm}$ Querschnitt ersezen, also beide durch eine Quecksilbersäule von 1^m Länge und dem Querschnitt

$$\frac{1}{3000} + \frac{1}{4000} = \frac{7}{12000} = \frac{1}{1714}$$

der Gesammtwiderstand betrüge also 1714 S. E. Somit
wäre die Stromstärke

$$\text{ohne Zweigleitung:} \quad \frac{360}{3000} = 0,12$$

$$\text{mit Zweigleitung:} \quad \frac{360}{1714} = 0,21$$

---

3) oder, wie man gewöhnlich sagt, hinter einander, d. h. jedes
Zink mit dem Kupfer des folgenden Elements.

Von der lezten trifft

$$\text{den Experimentator } 0{,}21 \, \frac{3000}{7000} = 0{,}09$$

$$\text{das Object } \qquad 0{,}21 \, \frac{4000}{7000} = 0{,}12$$

also beide gerade soviel, wie wenn jedes für sich eingeschaltet und das andere gar nicht da wäre. Denn es ist ja
$$\frac{360}{4000} = 0{,}09 \text{ und } \frac{360}{3000} = 0{,}12.$$
Es ist sonach für die Wirkung auf das Object ganz gleichgiltig, ob der Experimentator sich einschaltet oder nicht
(für den Experimentator nur insofern nicht, als ihm die
Einschaltung unangenehm und störend sein kann. Auch ist
der Zinkverbrauch ein grösserer). Durch die Einschaltung
wird der Gesammtwiderstand verkleinert und der Strom in
gleichem Maass verstärkt, in welchem er für jede Zweigleitung bei der Theilung abnimmt.

Es wird also auch gleichgiltig sein, ob die Messingsäulen, in welche die Electroden eingeschraubt werden, ganz
isolirt sind oder nicht, wenn nur der Widerstand beim Uebergang zwischen ihnen gross ist gegenüber von dem in der
Batterie. Wenn sie z. B. in dasselbe Stück Holz eingeschraubt werden, so ist dessen Widerstand jedenfalls gross
genug gegenüber dem in der Batterie, dass die oben gemachten Voraussezungen zutreffen.

Das Ueberziehen der Zuleitungsschnüre mit Kautschuk
und das Halten der Electroden vermittelst trockenen Holzes
hat also nur den Zweck, die Berührung der Schnüre unter
sich zu verhüten, wodurch eine Zweigleitung von sehr kleinem
Widerstand entstände, welche nahe den ganzen Strom vom
Object ableiten würde; und dem Experimentator den un-
nöthigen Durchgang des Stroms durch seinen Körper zu
ersparen.

Ferner folgt aus obigem Saz, dass mit derselben Bat-

terie eine beliebige Zahl von Patienten zu gleicher Zeit
behandelt werden können; die Stromstärke, die jeder erhält, ist wie wenn die andern nicht da wären, immer unter
der Voraussezung, dass der Widerstand der Batterie gegen
den in jedem Patienten vernachlässigt werden kann. Natürlich aber würde sich die Batterie rascher abnüzen. Von
praktischem Nuzen wird dieser Saz wohl selten sein.

Verbin-
dung
von
Leitern. Die O x y d e sind noch schlechtere Leiter als reines
Wasser, ihr Widerstand wird in die Millionen gehen. Jede
Verbindung von Leitern muss daher vor Oxydation behütet
oder von einer stattgefundenen jedesmal gereinigt werden.
Ein blosses Umeinanderwickeln von Drähten zur Verbindung
ist zu verwerfen, wenn damit eine Verbindung auf längere
Zeit beabsichtigt ist, weil allmählig die Berührungsfläche
sich oxydirt. Eine Löthung ist für den dauernden Gebrauch
allein zulässig. Wenn man, um biegsamere Leiter von kleinem Widerstande zu erhalten, viele dünne Drähte statt
eines dicken benüzt, wie das jezt allgemein geschieht, so
darf keine Verbindungsstelle blos geknüpft oder umwunden
werden; insbesondere sollten die Enden an die Stücke an-
gelöthet sein, welche zur Weiterleitung des Stroms dienen.
Freilich brechen wegen der vielen vorkommenden Biegungen
leicht die Drähte und deswegen ist bei den käuflichen Leit-
schnüren gewöhnlich das Drahtbündel um ein Oehr der End-
stifte gewunden und geknüpft. Zulässig ist das, weil die
Schlinge bei der beständigen Bewegung der Leitschnüre
das Oehr abschleift, also etwa entstehendes Oxyd entfernt.
Die Löthung ist unbedingt sicherer, aber leichter dem Zer-
brechen unterworfen.

Handelt es sich um wechselnde Verbindungen, so verwendet man Federn oder Stöpsel, wenn während der Operation der Wechsel vorgenommen werden soll, dagegen
Schrauben, wenn eine Verbindung nur selten geändert werden
soll, wie die Verbindungen einer galvanischen Batterie. Die

Verbindung ist um so besser, je mehr durch den Act der Verbindung selbst dafür gesorgt ist, dass die sich immer neu bildenden Oxydschichten entfernt werden, oder dass sich solche nicht bilden können.

Das lezte wird bei den Schraubenverbindungen bezweckt. Vor der Verbindung muss die Oxydschicht an der Verbindungsstelle mit der Feile oder mit Smirgelpapier weggenommen werden, so dass bei dem Festschrauben zwei von Oxyd freie Oberflächen zusammentreffen, eine an dem anzuschraubenden Stück, eine an dem Stück, an welches geschraubt wird. Der Druck der Schraube sorgt dafür, dass zwischen die reinen Oberflächen keine Gase eindringen, welche Oxydation herbeiführen.

Federn und Stöpsel können die Oxydation nicht hindern, weil ihre Verbindungen zu rasch wechseln, also die Berührungsstellen immer wieder mit der freien Luft in unmittelbarer Verbindung stehen; aber sie entfernen etwa gebildete Oxydschichten unmittelbar durch den Act der Verbindung, Federn wohl noch vollständiger, als Stöpsel, weil das Abgeriebene leichter zur Seite abfällt. Auf der andern Seite kann der Stöpsel stärker eingepresst werden, als dies bei der Feder durch ihre eigene Elasticität geschieht. Die Feder hat den Vortheil, raschere Verbindungen zu gestatten, der Stöpsel, viel grössere berührende Flächen herzustellen, also den Widerstand der Verbindung zu vermindern. Im Allgemeinen werden daher Stöpselapparate bei genauen Messungen den Vorzug verdienen; Federapparate dagegen gestatten raschere und bequemere Handhabung, und werden deswegen zu therapeutischen Operationen vorzuziehen sein.

2. Künstlicher Widerstand.

Rhéostaten.

Apparate, welche dazu dienen, durch Einschaltung von ^{Zweck der Rheostaten} Widerständen, sei es unmittelbar auf dem Wege des Stromes,

sei es in einer Nebenschliessung die Stärke des Stromes
zu modificiren, heissen R h e o s t a t e n. Das einfachste wäre
zunächst, von einem beliebigen Draht grössere oder kleinere
Längen einzuschalten, und man hätte damit das Mittel in
der Hand, jeden beliebigen Widerstand darzustellen. Es
wäre jedoch sehr unbequem, Längen von mehreren oder gar
von vielen Metern so einzuschalten, dass der Draht isolirt
bleibt, und diese Längen nach Bedürfniss zu wechseln. In
den Rheostaten sind deswegen bestimmte Drahtlängen von
gegebenem Widerstand ein für allemal abgemessen und so
zusammengestellt, dass man sie in beliebiger Weise combiniren kann. Man verwendet dabei als Material den Neusilberdraht, weil dieser einen grossen Widerstand darbietet,
also kleinere Massen genügen, um selbst grosse Widerstände
darzustellen. Eine andere Methode, beliebige Widerstände
einzuschalten, besteht darin, dass man den Strom durch
eine Flüssigkeitssäule von veränderlicher Länge gehen lässt.
Beide Arten von Rheostaten werden benüzt, ihre Einrichtung und ihre Vortheile sollen im Folgenden erörtert werden.

Siemens
Rheostat.   Die Einführung des Rheostaten in die Electrotherapie
ist das Verdienst B r e n n e r's. Der von ihm benüzte ist

Fig. 13.

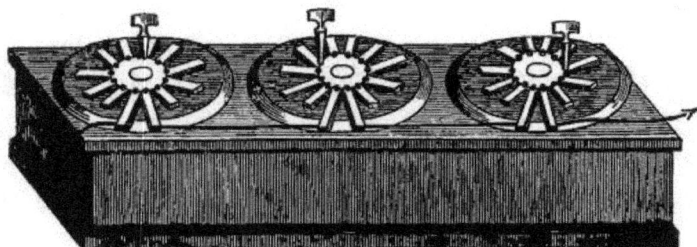

der S i e m e n s'sch e Stöpselrheostat. (Fig. 13.) Oben auf
einem Holzkasten befinden sich in drei Kreisen angeordnet

eine Anzahl radial gestellter Metallblöcke um ein Mittelstück so gruppirt, dass durch Einstecken eines Stöpsels
(siehe die schematische Oberansicht Fig. 14.) jeder Block

Fig. 14.

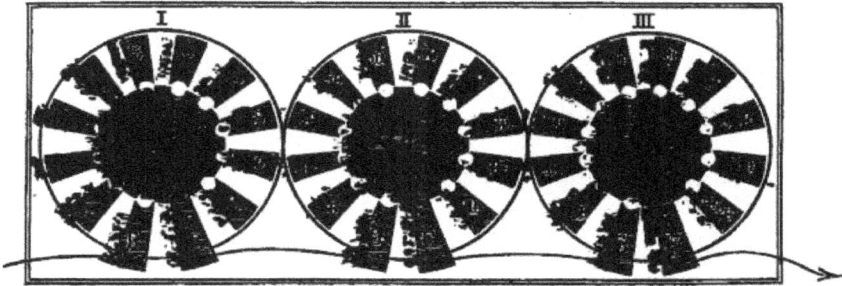

mit *M* in Verbindung gesezt werden kann. Solcher Blöcke
sind es in jedem der drei Kreise *11*, einer mit einem Buchstaben *(B, D, F)*, die übrigen *10* mit den auf einander
folgenden Einern *1* bis *10*, Zehnern *10* bis *100*, und Hundertern *100* bis *1000* bezeichnet. Ein zwölfter Block *(A, E, C)*
ist mit dem Mittelstück *M* ein für allemal verbunden.

Zwischen je zwei auf einander folgenden der bezeichneten Blöcke ist ein Neusilberdraht eingeschaltet, welcher
im Innern des Kastens geborgen ist.
Wie die Figur 15 zeigt, geht von
jedem Block durch den Deckel des
Kastens hindurch ein dicker Draht;
und zwischen je zwei solchen Drähten
ist an dem Deckel eine Drahtrolle
befestigt, deren Anfang mit dem
Draht links, das Ende mit dem Draht rechts in Verbindung
steht. Im ersten Kreise ist auf jede Drahtrolle eine Einheit, im zweiten 10 Einheiten, im dritten je 100 Einheiten
Widerstand aufgewickelt.

Wenn nun der Strom bei *B* eintritt, so geht er von

Fig. 15.

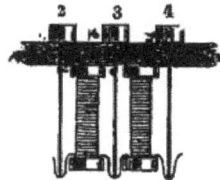

B unter dem Deckel des Kastens durch die Drahtrolle zu 1, von 1 ebenso zu 2, von 2 zu 3, u. s. w., wobei der Widerstand der Blöcke und der dicken durch den Deckel gehenden Drähte ganz vernachlässigt werden kann. Ist nirgends ein Stöpsel eingesteckt, so gelangt der Strom nur bis 10 und ist hier unterbrochen. Ist aber ein Stöpsel z. B. bei 6 eingesteckt, so geht der Strom durch die 6 Drahtrollen von je einer Einheit Widerstand und dann zum Mittelstück. Dieses Mittelstück ist durch den Block A und einen Leitungsdraht mit dem Block D des zweiten Kreises verbunden. Ist ein Stöpsel bei 80 eingesteckt, so muss der Strom im zweiten Kreis 8mal durch eine Drahtrolle von je 10 Einheiten Widerstand und gelangt dann zum Mittelstück und von da aus zum Block F des dritten Kreises. Er geht nun wieder, wenn etwa bei 500 ein Stöpsel steckt, durch 5 Drahtrollen von je 100 Einheiten Widerstand, dann zum Mittelstück und von diesem weiter.

Man sieht also, dass soviel Widerstandseinheiten eingeschaltet sind, als die Summe der Zahlen beträgt, bei welchen die 3 Stöpsel eingesteckt sind, im obigen Beispiel 586, und man kann somit alle Widerstände von 1 bis 1110 einschalten.

Hat irgend einer der drei Kreise keinen Stöpsel, so ist der Strom ganz unterbrochen. Stecken die 3 Stöpsel bei B, D und F, so ist gar kein Widerstand eingeschaltet, d. h. eigentlich der Widerstand der 3 Mittelstücke und Verbindungsdrähte, der aber vernachlässigt werden kann.

Für den Therapeuten ist es von Wichtigkeit, den Strom möglichst continuirlich abschwächen oder verstärken zu können, da plözliche grössere Schwankungen in der Stromstärke schmerzerregend, beziehungsweise erschütternd wirken. Bei dem geschilderten Rheostaten ist nur eine Vermehrung des Widerstands in nicht continuirlicher Weise möglich, da jedesmal bei Vermehrung oder Verminderung des Wider-

stands ein Stöpsel ausgezogen und irgendwo anders eingesteckt werden muss. Dabei wird der Strom unterbrochen,
eigentlich ein ungemein grosser Widerstand, der der Luftschicht zwischen zwei Blöcken, eingeschaltet.

Um dies zu vermeiden, verwendet man einen vierten
Stöpsel, steckt ihn bei der neuen Widerstandszahl ein, was
eine Aenderung der Stromstärke nicht bewirkt [4]) — man
hat nur eine Doppelverbindung mit dem Mittelstück — und
zieht dann den Stöpsel bei der alten Widerstandszahl aus;
in diesem Moment tritt dann der neue Widerstand ein. Ge-
wöhnt man sich somit, immer einen vierten irgendwo zur
Seite aufbewahrten Stöpsel auf den folgenden oder voran-
gehenden Block einzusezen, je nachdem der Widerstand vermehrt oder vermindert werden soll, so kann man das gänzliche Aufhören des Stroms bei Vermehrung oder Verminderung des Widerstands vermeiden.

Nun bleibt aber noch ein Uebelstand: will man z. B.
von *29* auf *30* übergehen und dann auf *31*, so sezt man
den 4ten Stöpsel bei *10* ein, während der erste auf *F*, der
zweite auf *20*, der dritte auf *9* steht; jezt wird der leztere
ausgezogen und man hat 30 Einheiten. Um auf *31* überzugehen, muss der zweite Stöpsel von *20* auf *30*, der dritte
von *10* auf *1* gebracht werden, ohne dass der Strom unterbrochen wird. Wie man aber den vierten Stöpsel sezen
mag, man wird immer einen Sprung erhalten. Sezt man
ihn auf *1*, so hat man *21* statt *30*, sezt man ihn auf *30*,
so hat man zunächst *30*, nehmlich *20* + *10*, wenn man
aber den bei *20* auszieht, hat man plözlich *40*.

Bei der Hunderterreihe ist es ebenso, beim Uebergang in
ein neues Hundert ist ein Sprung von hundert unvermeidlich.

4) Im strengsten Sinn des Worts ändert sich der Strom, wie wir
von früher her wissen, weil ihm ein neuer Weg geboten wird, er
wird etwas zunehmen, allein der neue Weg hat einen ungemein
grossen Widerstand gegenüber dem von Block zu Mittelstück und
deswegen ist jene Aenderung ganz zu vernachlässigen.

Die Verwendung eines vierten Stöpsels hat zum wenigsten das Unangenehme, dass die Operationen länger
dauern. Das Stöpseln an und für sich schon erfordert
ziemlich Zeit und Aufmerksamkeit, um nicht an falscher
Stelle einzusezen. Es hat deswegen Renz die Kurbel statt
der Stöpsel beim Rheostaten eingeführt, und der Mechaniker
Fein hat diese Einrichtung ausgeführt. Es ändert sich
dabei selbstverständlich an dem ganzen Apparat nur das
auf dem Deckel des Kastens befindliche. Die Fig. 16 gibt

Fig. 16.

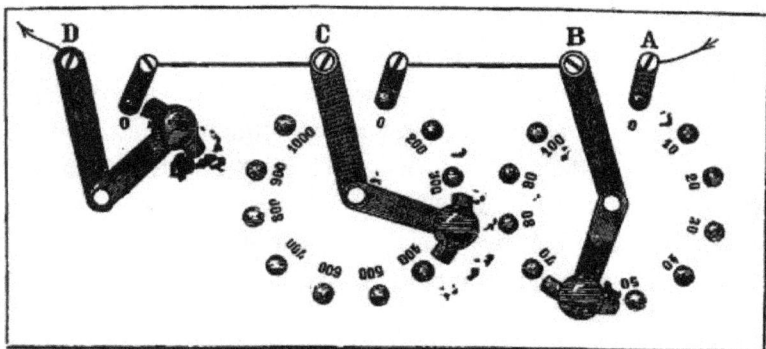

die Einrichtuug bis zu 2110 Einheiten, doch nur die Zehner
und Hunderter, die Einrichtung der Einer gibt sich von
selbst. Statt der Blöcke hat der Apparat Metallknöpfe,
über welche in jedem Kreise eine Kurbel schleift. Tritt
der Strom bei A ein, so geht er von Metallknopf zu Metallknopf, bis er die Kurbel trifft; dann durch diese nach
B und zum Metallknopf 0 des nächsten Kreises. Hier geht
der Strom weiter von Metallknopf zu Metallknopf wieder
zur Kurbel nach C und von hier zu einem Metallknopf 0
und durch eine Drahtrolle von 1000 Einheiten zu der dritten
Kurbel und von ihr nach D und weiter. Es ist also eingeschaltet $60 + 300 + 1000 = 1360$ Einheiten.
    Damit beim Uebergang von 60 zu 70, oder von 300 zu
400 keine Stromöffnung stattfinde, schleift auf den Metall-
knöpfen ein Metallbogen, der lang genug ist, um den folgenden

Metallknopf zu berühren, ehe er den vorhergehenden verlässt. Die dritte Kurbel wird auf *0* gestellt, wenn man
einen Widerstand kleiner als *1000* haben will. Stehen alle
Kurbeln auf Null, so ist ein verschwindend kleiner Widerstand eingeschaltet. Die Operation mit den Kurbeln ist
viel bequemer, da die Hand durch die Kurbel selbst auf
bestimmtem Wege geführt wird; der Uebelstand bleibt aber
auch hier, dass beim Uebergang zu einem neuen Zehner
oder Hunderter oder Tausender ein Sprung stattfindet.

Die zweite Art von Rheostaten beruht darauf, dass eine *Flüssig-
keits-
rheo-
staten.* Flüssigkeitssäule von veränderlicher Länge auf dem Stromweg
eingeschaltet wird. Fig. 17 zeigt einen solchen Rheostaten,
eine aufrecht gestellte Glasröhre unten und oben mit Mes-
singfassung. Durch die obere Fassung geht ein dicker
Zinkdraht, der sich an dem Knopfe auf- und abwärts schieben lässt. Die Röhre ist mit Zinkvitriollösung gefüllt und
unten durch ein amalgamirtes Zinkplättchen geschlossen.

Das lezte steht mit der Messingsäule
A, der Knopf mit der Messingsäule
B in leitender Verbindung. Tritt also
der Strom bei *A* ein, so muss er von
der Bodenplatte durch die Flüssigkeit
zum Zinkdraht gehen, um nach *B* zu
gelangen. Die Skala gibt den Abstand
der Bodenplatte von dem untern Ende
des Zinkdrahts an, also die Länge der
Flüssigkeitsschicht, welche der Strom
durchsezen muss. Amalgamirtes Zink
und Zinkvitriol wird angewendet, weil
dann die Polarisation wegfällt, welche
den Strom schwächt (siehe später die
Polarisation).

Da der specifische Widerstand
der Zinkvitriollösung zu 300000 an-

Fig. 17.

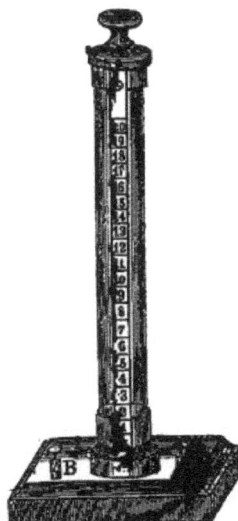

genommen werden kann, so wird bei einem Querschnitt von $\frac{1}{2}$ Quadrat-Centimeter der Widerstand einer Säule von 1^m Länge 6000 Einheiten betragen, also der Widerstand einer Säule von 1^{mm} Länge 6 Einheiten. Wählt man also eine Glasröhre von $\frac{1}{2}^{cm}$ Querschnitt im Lichten, so ändert jede Hebung oder Senkung des Drahts um ein Millimeter den Widerstand um 6 Einheiten, und eine 20 Centimeter lange Flüssigkeitssäule würde im Ganzen 1200 Einheiten einzuschalten gestatten, bei Verdünnung der Flüssigkeit noch mehr.

S c h i e l (Deutsches Archiv VII. 298) wendet eine offene thönerne Rinne an und zwei Kupferplatten in Kupfervitriol. Eine Verschiebung von 1^{mm} gibt 10 Einheiten, was bei einer Breite der Rinne von 22^{mm}, einer Tiefe von 50^{mm}, also bei einem Querschnitt von 11^{cm} durch passende Verdünnung der Lösung erreicht wird. Die ganze Länge beträgt 600^{mm}, so dass im Ganzen 6000 Einheiten eingeschaltet werden können.

R u n g e (Deutsches Archiv VII. 603) nimmt ein Glasrohr von 5^{mm} Querschnitt und 20^{cm} Länge, und amalgamirte Zinkknöpfchen, wovon das eine beweglich, in 40 % haltender Lösung von schwefelsaurem Zinkoxyd. Diese Lösung hat den specifischen Widerstand 250000, so dass auf 1^{mm} Länge der Röhre 50 Einheiten. kommen. Kupferdrähte und Kupfervitriollösung geben nach Runge bei starken Strömen Polarisationserscheinungen. Die Glasröhre hat kein Statif, sie wird in der Hand gehalten oder gelegt. Runge legt deswegen Gewicht darauf einen möglichst dünnen Draht zu verwenden, damit nicht zu viel Flüssigkeit verdrängt wird (und möglicherweise ausfliesst). Eine stehende Röhre hätte diesen Uebelstand nicht.

H o l s t (Deutsches Archiv. XII. 202) wirft dem B r e n n e r'schen Rheostaten vor, dass der Uebergang von den Einern zu den Zehnern und von diesen zu den Hunderten sprungweise geschehe (wir haben oben gesehen, dass dies

beim Uebergang von jedem Zehner zum folgenden und von
jedem Hunderter zum folgenden der Fall ist), dass die Handhabung der Stöpsel zu Fehlern Anlass gebe und dass die
Umstöpselung viel Zeit erfordere — beides ist durch den
Renz-Feinschen Apparat vermieden. Dem Runge'schen
Rheostaten wirft er vor, dass der Draht zu leicht verbogen
oder zerbrochen werde, da er nur 1ᵐᵐ. dick sein soll, um
nicht soviel Flüssigkeit zu verdrängen. Gegen die Flüssigkeitsrheostaten überhaupt macht er den Einwand geltend,
dass durch Verdunstung sich Krystalle am Draht absezen,
welche seine leichte Verschiebung verhindern, dass zugleich
die Widerstandsgrösse sich ändere und dass beim Uebergang von der Metallberührung zur Einschaltung der ersten
Flüssigkeitsschicht eine zu rasche Aenderung stattfinde, was
namentlich die Benüzung des Rheostaten in der Nebenschliessung unmöglich, mache. Holst construirte daher
einen Rheostaten, welcher durch Drehung einer Kurbel von
20 zu 20 Einheiten fortschreitend Widerstände bis 2000
Einheiten einschalten lässt, im Anfang aber einen Fortschritt
von 5 zu 5 durch einen besondern Nebenapparat gestattet.
Also auch hier Sprünge zuerst von 5 zu 5, dann von 20
zu 20.

Auf diese beim Stöpsel- oder Kurbelrheostaten nicht
zu vermeidenden Sprünge werden wir später beim Elementenzähler zurückkommen und dort sehen, dass der mit ihnen
verbundene Uebelstand durch Nebenschliessung vermieden
werden kann.

Bei den Flüssigkeitsrheostaten könnten die von Holst
angeführten Uebelstände dadurch vermieden werden, dass
man die Flüssigkeit in der Glasröhre hermetisch verschliesst.
Ferner würde es von Vortheil sein, den Draht durch Schraubenbewegung (mit grosser Ganghöhe und zwei- oder drei-
fachem Gewinde) zu heben und zu senken. Und am besten
wohl würde es sein, zwei Säulen zu combiniren, eine mit

sehr verdünnter Lösung, welche zunächst dazu dient, genähert den gewünschten Widerstand einzuschalten, eine zweite mit weniger verdünnter Lösung und mit Schraubenbewegung des Drahts, welche kleinere Aenderungen des eingeschalteten Widerstands gestattet.

Anwendung der Rheostaten zur Modification der Stromstärke.
Die Modification der Stromstärke vermittelst des Rheostaten kann auf zweierlei Arten geschehen. Entweder wird der Rheostat direct in die Leitung eingeschaltet, dann wird der Strom vermindert, weil der Gesammtwiderstand vermehrt wird, oder wird der Rheostat als Zweigleitung eingeschaltet. Die erste Methode kann im Allgemeinen dem Therapeuten nicht genügen, weil er einen Rheostaten mit ungemein grossem Widerstand — bis zu 100000 und mehr Einheiten — anwenden müsste. Er hat es ja ohnehin mit grossen Widerständen zu thun: rechnet man etwa 4000 Einheiten und wollte man den durch ein Object von diesem Widerstand gehenden Strom auf ein Zehntel seiner Stärke reduciren, so müsste man den Widerstand auf das Zehnfache bringen, also neben dem schon vorhandenen von 4000 Einheiten noch 36000 weitere einschalten. Man hätte sonach Rheostaten von gar zu grossen Dimensionen nöthig.

Viel vortheilhafter ist es, den Rheostaten als Zweigleitung anzubringen, so dass sich der Strom zwischen Rheostat und Patient theilt. Steht der Rheostat auf Null, so geht nahe der ganze Strom durch ihn, ist die Leitung unterbrochen, so geht der ganze Strom durch den Patienten. Zwischen hinein sind eine Reihe von Modificationen möglich, die sich nach den frühern Säzen über Zweigleitung berechnen lassen.

Man nehme beispielsweise 30 Siemens'sche Elemente ungleichnamig verbunden und lasse den Strom durch ein Object von 4000 Einheiten Widerstand gehen. Somit wäre die Stromstärke

$$\frac{30 \cdot 12}{30 \cdot 5 + 4000} = 0{,}087$$

da die elektromotorische Kraft eines Elements (siehe später)
12, der Widerstand 5 beträgt. Wird als Zweigleitung ein
Rheostat eingeschaltet, welcher Einer, Zehner und Hunderter gibt, so hat man nach der früher angegebenen Rech-
nungsweise:

Rheostat:	Stromstärke:	in Procenten der
0	0,0000	0
10	0,0056	grösstmöglichen: 6
50	0,0223	26
100	0,0355	41
500	0,0673	78
1000	0,0758	87
1500	0,0791	91
2000	0,0809	93
ohne Zweigleitung	0,0868	100

Dieses Beispiel zeigt deutlich, dass ein Rheostat mit
Einern, Zehnern und Hunderten vollständig genügt, um als
Zweigleitung den durch ein Object mit grossem Widerstand
gehenden Strom ganz allmählig von Null auf die Höhe zu
bringen, die überhaupt mit der gegebenen Batterie möglich
ist zu erreichen. Bei den Einern steigt der Strom vom
einen Einer zum folgenden um etwas mehr als $\frac{1}{2}$ Procent
der grössten mit der Batterie erreichbaren Stromstärke, bei
den Zehnern vom einen zum folgenden um etwa 4 Procent,
bei den Hunderten ebenso um 4 Procent, von 1000 auf
2000 um 6 Procent und dann noch beim Ausschalten des
Rheostaten um 7 Procent.

Es scheint sonach, dass unter gewöhnlichen Umständen
ein Kurbelrheostat mit Einern, Zehnern und Hundertern
vollkommen genügt, wenn er als Zweigleitung eingeschaltet
ist. Will man allmählig den richtigen Strom
finden, so benüze man eine für sich allein zu
grosse Zahl von Elementen, und schalte den

Rheostaten in der Zweigleitung mit einer zu
kleinen Zahl ein, dann wird man durch weitere
Einschaltung mit dem Rheostaten stets das
Richtige erhalten. Sollte man über die Grösse des
Stroms gar keinen Anhaltspunkt haben, so benüze man alle
Elemente und schalte zunächst als Zweigleitung gar keinen
Widerstand ein. (Siehe auch Anmerkung 4.)
Eine vollständige Erschöpfung dieses Gegenstands wird
erst später bei Gelegenheit des Elementenzählers möglich sein.
Vorerst scheint aber das Bisherige klar zu machen, dass
die Sprünge der Zehner und Hunderter praktisch nicht den
Nachtheil bringen, der theoretisch zu erwarten wäre, we-
nigstens unter unserer Voraussezung nicht, dass der Wi-
derstand im durchströmten Object mehrere tausend Einheiten beträgt.

———

Zweites Kapitel.

Electricitätsmenge.

Defi-
nition. Die Electricitätsmenge, die zu einer bestimmten Wir-
kung dienen soll, wird bei der Reibungs-Electricität durch
mechanische Arbeit hervorgebracht, bei der Berührungs-
Electricität ist es nach der einen Ansicht der unmittelbare
Contact verschiedener Körper, insbesondere verschiedener
Metalle, nach der andern die chemische Wirkung von Flüssigkeiten auf Metalle, welche dieselbe producirt. Im ersten
Fall hängt die Menge ab von der Grösse der aufgewendeten
Arbeit, bei der gewöhnlichen Electrisirmaschine von der
Zahl der Umdrehungen der Scheibe und von der Grösse
des Drucks des Reibzeugs auf die Scheibe, bei der Influenz-
maschine von dem Kraftaufwand, der nöthig ist, um die
bewegliche Scheibe zu drehen, trozdem dass sie von der

festen mit entgegengesezter Electricität geladenen angezogen
wird. Im zweiten Fall erzeugt sich immer eine bestimmte
Menge Electricität, die auch beim Ableiten gleich bleibt, da
die abgehende sogleich wieder ersezt wird. Diese Menge
Electricität oder die Spannung des galvanischen Elements
ist blos abhängig von dem Stoff der verwendeten Materia-
lien, nicht von der Grösse und Form.

Die Bestimmung der durch Reiben erzeugten Electricitätsmenge geschieht, wenn sie klein ist, mit dem Elek-
troskop oder der elektrischen Drehwage, wenn gross, mit
der Maasflasche. Die Art und Weise dieser Bestimmung
ist in jedem Lehrbuch der Physik zu finden und kann hier
um so mehr übergangen werden, da sie für den Therapeuten
von keinem besondern Werth zu sein scheint.

Dagegen ist uns hier von grösstem Interesse, die Electricitätsmenge kennen zu lernen, welche beim galvanischen
und Inductionsstrom Arbeit leistet. Es wird sich darum
handeln, einmal im Allgemeinen eine genauere Vorstellung
zu erhalten von dem Zusammenhang zwischen Stromstärke,
Electricitätsmenge und Widerstand, und dann die Methoden
kennen zu lernen, welche die Electricitätsmenge zu messen
erlauben.

Die Menge Electricität, welche in der Sekunde durch
den Querschnitt der Leitung geht, ist ein Maas für die
Stromstärke. Dass auf dem ganzen Weg, den die Electricität zurücklegt, durch jeden Querschnitt in gleichen Zeiten
gleich viel Electricität geht, ergibt sich aus der Erfahrungs-
thatsache, dass bei fortdauerndem Strom die Stärke längs
der ganzen Leitung gleich ist. Es ist ganz gleichgiltig, wo
man auf dem Stromweg eine Tangentenboussole, ein Galvanometer, einen Wasserzersezungsapparat anbringt, die
Ablenkung der Magnetnadel, die Menge zersezten Wassers
ist überall dieselbe. Und es ist auch klar, dass nur ein
gleichmässig fortdauernder Strom möglich ist, wenn durch

jeden Querschnitt der Leitung in gleicher Zeit gleichviel
Electricität geht, es fände ja sonst Stauung oder Abnahme
der Electricität statt, also verändertes Abströmen.

Kehren wir wieder zu unserm Vergleich mit einem
Wasserkanal zurück, der überall gleichen Querschnitt und
gleiches Gefäll hat: die Wassermenge, welche in einer Sekunde durch irgend einen Querschnitt fliesst, ist ein Maas
für die Arbeit, welche das Wasser leisten kann. Das in
der Sekunde durch einen bestimmten Querschnitt gelaufene
Wasser reicht in dem Canal, wenn es durch jenen Querschnitt ganz durchgelaufen ist, also die lezten Theile noch
an diesen anstossen, bis zu einem andern Querschnitt im
Canal, bis zu welchem die zuerst durch den ersten Querschnitt gegangenen Wassertheilchen gekommen sind. Die
Länge des Canals zwischen beiden Querschnitten ist die
Geschwindigkeit des Wassers, denn es ist ja der Weg, den
die Wassertheilchen in einer Sekunde zurücklegen.

Messen wir ab, wieviel Wasser auf die Länge eines
Meters des Canals kommt, so haben wir ein Maass für die
Wasserfülle desselben, aber nicht für seine Arbeit, denn es
kommt darauf an, mit welcher Geschwindigkeit sich jene
Wassermenge bewegt. Multipliciren wir aber jene Wasserfülle mit der Geschwindigkeit, so haben wir die Wassermenge, die in jeder Sekunde zu Gebot steht, d. h. die Arbeitsfähigkeit des im Canal fliessenden Wassers.

Führen wir den Vergleich mit dem galvanischen Strom
durch: was wir Wasserfülle genannt haben, ist die electromotorische Kraft, die besser den Namen Electricitätsmenge führen würde. Elektromotorische Kraft ist die un-
bekannte Ursache, welche an der Berührungsstelle zweier
Metalle oder eines Metalls und einer Flüssigkeit die ab-
strömende Electricität augenblicklich wieder ersezt, und
somit längs der Leitung eine bestimmte Electricitätsmenge,
z. B. für jedes Meter der Länge der Leitung, liefert. Was

die Electricität liefert, kann uns gleichgiltig sein: Hauptsache ist, wieviel geliefert wird. Also bleiben wir bei der
concreten Bezeichnung Electricitätsmenge statt des Ab-
stractums electromotorische Kraft.

Die Stromstärke ist die Arbeitsfähigkeit des Stroms, sie ist also gleich der Electricitätsmenge multiplicirt mit einer Geschwindigkeit, und somit wäre, weil nach
dem Ohm'schen Geseze die Stromstärke gleich der electromotorischen Kraft dividirt durch den Widerstand ist, der
umgekehrte Werth des Widerstands nichts anders, als eine
Geschwindigkeit. Alles das stimmt mit unsern bisherigen
Anschauungen, insbesondere mit der schon auf der ersten
Seite gemachten Bemerkung, dass das Wasser eine desto
grössere Geschwindigkeit hat, je kleiner der Widerstand ist.

Den umgekehrten Werth des Widerstandes nennt man
auch Leitungsfähigkeit, besser würde man also sagen: Geschwindigkeit der Electricität in dem betreffenden Stoff, und
somit würde das Ohm'sche Gesez lauten: die Arbeit, welche
der Strom leisten kann, ist gleich der Electricitätsménge
multiplicirt mit ihrer Geschwindigkeit. Sicher würde durch
eine derartige Bezeichnung mehr Klarheit in die Anschauung
der verschiedenen Wirkungen des galvanischen Stroms kommen; denn sie würde an Begriffe anknüpfen, welche sich
bei Betrachtung jedes Bachs aufdrängen und darum Jedermann geläufig sind. (siehe Anm. 5.)

Um aber keinen Zweifel übrig zu lassen, müssen wir
noch auf unsere graphische Darstellung des Stroms zurückkommen. Die Ordinate in irgend einem Punkte, hat es
dort geheissen, stelle die in dem betreffenden Punkte an-
gesammelte Electricitätsmenge vor oder die Spannung der
Electricität an dieser Stelle. Vermöge dieser Spannung
strömt die Electricität ab nach der Seite, wo die Spannung
kleiner ist, wird aber vermöge der electromotorischen Kraft
sogleich wieder ersezt. Das, was auf die Längeneinheit ab-

strömt, ist nach der obigen Erklärung die Electricitätsmenge,
die mit der Geschwindigkeit multiplicirt die Stromstärke
gibt. Diese Electricitätsmenge kann die graphische Darstellung nicht geben, da sie in Bewegung begriffen ist, sondern nur die Spannung, die stationär bleibt; aber insofern
liegt sie auch in der Zeichnung, als sie proportional dem
Unterschied der grössten und kleinsten Spannung ist.

Dass die Begriffe der Stromstärke und des Widerstands nicht
immer scharf aufgefasst werden, dafür zeugen verschiedene Stellen
medicinischer Schriftsteller, von denen einige wenigstens angeführt
werden sollen.

In dem sonst mit grosser Sachkenntniss geschriebenen Werke
von Rosenthal (Electricitätslehre für Mediciner, 2. Auflage) findet
sich doch der Saz: »Schliessen wir die Kette, so werden die beiden
Electricitäten sich durch den Schliessungsbogen mit um so grösserer
Geschwindigkeit bewegen, je grösser die electromotorische Kraft ist.«
Die electromotorische Kraft ist blos abhängig von dem Material der
Batterie, die Geschwindigkeit mit der sich die in der Batterie bil-
dende Electricität abfliesst, nur von der Art des Wegs der Leitung,
Stoff, Querschnitt und Länge desselben.

Wenn Benedikt (pag. 11) die electromotorische Kraft eine le-
bendige Kraft nennt, so ist das unrichtig. Die Stromstärke ist
äquivalent mit einer Arbeit oder einer lebendigen Kraft, also das
Verhältniss der electromotorischen Kraft zum Widerstand. Ganz
unverständlich für den Physiker ist aber die Theilung der Arbeit,
welche die electromotorische Kraft leisten könne, in eine mechanische
und eine dynamische, in Spannung und Quantität. Jene soll den
Leitungswiderstand überwinden, diese lenke die Magnetnadel ab,
mache Eisen magnetisch und erzeuge Wärme. Die unrichtige, un-
klare Deutung des Ohm'schen Gesezes führt folgerichtig zu ganz
zu verwerfenden Behauptungen, wie die, dass dieselbe Metallfläche
einmal in einem Elemente, ein anderesmal in zwanzig Elementen von
$1/20$ Oberfläche gleiche electromotorische Kraft gebe (pag. 16), und
dass 20 Elemente nur den 400sten Theil der Electrolyse jenes einen
geben. Ein solch haltloses Raisonnement muss verwirren, es können
dann Säze vorkommen, wie: »ein Wasserrheostat kann eine Batterie
von 40 Elementen nicht auf die Stärke von 20 herabbringen« (pag. 14);
oder: »die Nebenschliessung hat für den Praktiker keine Bedeutung«
(pag. 16), und: »die Stromstärke ist proportional der Grösse der
electromotorischen Flächen.«

Wenn Dr. Althaus sagt: (pag. 15) »die Menge der Electricität,
welche entsteht, hängt von der Spannung der electromotorischen

Kraft und der Oberfläche der Batterie ab; aber es ist ein Unterschied zwischen der Menge der Electricität, die entsteht, und der Menge Electricität, welche in einem gewissen Zeitraum durch den Schliessungsbogen strömt. Die Menge der strömenden Electricität hängt auch vom Leitungswiderstand ab und von der Spannung, mit welcher sie durch den Schliessungsbogen getrieben wird«, so ist abermals Electricitätsmenge und Widerstand nicht klar geschieden. Jedenfalls ist die Menge der entstehenden Electricität unabhängig von der Oberfläche; der zweite Saz ist richtig, wenn unter »Menge strömender Electricität« die in der Sekunde durch einen Querschnitt strömende Electricität oder die Stromstärke verstanden ist. Auch die folgenden Säze: »Man kann eine beträchtliche Menge Electricität von einem einzigen Plattenpaare ansammeln, wenn der Schliessungsbogen wenig Widerstand darbietet; sowie aber der Widerstand im Schliessungsbogen sich vermehrt, so kann man viel weniger Electricität sammeln, wenn man nicht im Verhältniss auch den Widerstand des electromotorischen Apparates selbst erhöht. Dies geschieht, wenn man die Zahl der Elemente vermehrt. Je grösser die Zahl der Elemente, desto leichter wird der Strom einen gegebenen Widerstand überwinden können.« können nicht als Ausdruck richtiger physikalischer Anschauung gelten. Auf den lezten Saz ist zu entgegnen, dass jeder Strom jeden Widerstand überwinden kann, oder besser gesagt: jedes Element, jede Batterie kann jeden Widerstand überwinden, aber es kann nicht jede Arbeit leisten. Die Electricität, welche ein Element gibt, kann selbst in einem meilenlangen Kabel strömen, allerdings aber sehr langsam, so dass in der Zeiteinheit sehr wenig ankommt, also auch nur kleine Arbeit geleistet, höchstens eine leicht drehbare Nadel abgelenkt werden kann; aber ein Strom ist immer da, selbst wenn seitlich wegen nicht vollkommener Isolirung Electricität verloren geht. Nimmt man mehr Elemente, so erhält man eine grössere Electricitätsmenge und deswegen steigt die Stromstärke, selbst wenn die Geschwindigkeit in der Leitung gleich bleibt. Der obige Saz sollte also lauten: desto leichter wird der Strom bei gegebenem Widerstand eine bestimmte Arbeit leisten können. Aber auch hier gibt es eine Grenze: mit der Vermehrung der Elemente steigt auch der Widerstand, schliesslich wird also die Vermehrung der strömenden Electricität nicht mehr helfen, weil zugleich in Folge des grössern Widerstands ihre Geschwindigkeit abnimmt, und weil, wie wir wissen, die Stromstärke oder die Arbeitsfähigkeit des Stroms gleich dem Produkt aus Electricitätsmenge und deren Geschwindigkeit ist. Näheres hierüber siehe bei der Combination der Elemente.

Zur Messung der Electricitätsmenge, welche ein galvanisches Element gibt, kann man die Wheatstone'sche Messung der Electricitätsmenge.

Brücke anwenden (siehe pag. 8.), oder einen compendiöseren
Apparat von du Bois-Reymond, der den Platindraht nicht

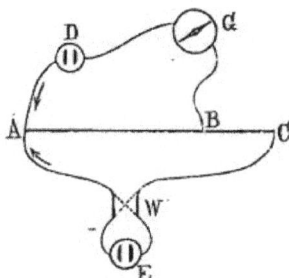

Fig. 18.

ausspannt, sondern in einen
Kreisring biegt. Die Methode
ergibt sich zunächst am einfachsten aus einem Schema der
Drahtverbindung (Fig. 18.). Zwischen A und C ist der Platindraht ausgespannt. Von A und
C gehen Leitungsdrähte zu
einem Stromwechsler W und
von da zu einem galvanischen
Element E von möglichst constanter Wirkung, dessen electromotorische Kraft als Einheit für die Messung dient. Von
A aus geht noch ein Draht zu dem Elemente D, dessen
electromotorische Kraft zu untersuchen ist, dann zu einem
empfindlichen Galvanoskop G und endlich zurück zu einem
Punkte B.

Es ist nun unter zwei Voraussezungen immer möglich,
den Punkt B so zu wählen, dass das Galvanoskop keinen
Ausschlag gibt: die erste Voraussezung ist, dass die electromotorische Kraft von D kleiner sei, als die von E; die
zweite, die jederzeit vermittelst des Stromwechslers W erreicht werden kann, ist die, dass der Strom von E und
der von D beide gegen A oder beide von A weg gerichtet
seien. Dann ist es möglich, dass ein Theil des stärkern
Stroms von E aus den von D ausgehenden entgegengesezten
Strom gerade aufhebt, also das Galvanoskop keinen Ausschlag gibt; und dann ist die Länge AB ein Maas für die
electromotorische Kraft von D.

Ist der vom Galvanoskop ausgehende Draht richtig angelegt, so dass jenes keinen Ausschlag gibt, so ist der Vorgang derselbe, wie wenn der Weg $ADGB$ nicht vorhanden
wäre, also die Stromstärke auf dem übrigen Weg $AECBA$

gleich der electromotorischen Kraft E dividirt durch den Gesammtwiderstand W auf diesem Weg.

Denkt man sich aber den Weg $ADGB$ wieder angesezt, so kann man die Sache auch so betrachten: der von E kommende Strom würde nun steigen, weil ihm von A nach B zwei Wege möglich sind, also der Widerstand kleiner ist, er würde abnehmen, weil der Strom von D aus ihm entgegenkommt. Die Zunahme muss gleich der Abnahme sein, weil wir wissen, dass der Strom zu Stande kommt, wie wenn $ADGB$ nicht da wäre, d. h. das neu angefügte Stromstück $ADGB$ ändert nichts an dem Strom im andern Stück, der Strom dort verläuft also, wie wenn das lezte Stück nicht da wäre. Und nun ergibt sich einfach eine Beziehung zwischen D und E.

Der auf dem Weg $EABCE$ wirkende Strom S ist derselbe, wie wenn sonst nichts da wäre; er theilt sich aber, wenn $ADGB$ angesezt wird, im umgekehrten Verhältniss der Widerstände längs AB und längs $ADGB$. Der Zweigstrom gegen D ergibt sich also aus S, wenn man mit dem Widerstand V längs AB multiplicirt und mit dem Gesammtwiderstand U längs $ABGDA$ dividirt. Dieser Zweigstrom ist aber gleich dem von D entgegenkommenden Strom, welcher nach dem obigen sich entwickelt, als ob $AECB$ nicht da wäre, welcher also gleich D dividirt durch U ist. Somit hat man das Resultat: wenn man S mit V multiplicirt und mit U dividirt, erhält man dasselbe wie wenn man D mit U dividirt. Lassen wir die Division mit U beiderseits weg, so heisst dies: S mit V multiplicirt gibt D.

Sorgt man dafür, dass auf der Strecke $AECBA$ der Widerstand gleich und dass das galvanische Element E sehr constant bleibt, so hat bei allen Versuchen S denselben Werth, also ist V ein Maas von D, und, da AB ein überall gleich dicker Draht ist, auch die Länge AB

ein Maas von D. Bringt man also längs des ausgespannten Drahts eine Theilung an, so kann man den Werth der electromotorischen Kraft unmittelbar ablesen, sowie man durch richtige Wahl von B das Galvanoskop zur Ruhe gebracht hat. (siehe Anm. 6.)

Bezeichnet man den Gesammtwiderstand längs des Wegs $ABCEA$ mit W, so ist die Stromstärke $S = \dfrac{E}{W}$, und es wäre somit $\dfrac{E}{W} = \dfrac{D}{V}$, oder die zwei electromotorischen Kräfte verhalten sich wie der Widerstand- längs AB zum Widerstand längs des Wegs $ABCEA$ (also den Widerstand des Elements E eingeschlossen). Daraus folgt, dass man E immer grösser als D wählen muss, weil nothwendig W grösser ist als V. Das schwächere Element muss also in D angebracht werden. Hat man kein starkes Element (Grove oder Bunsen), so kann man bei E mehrere Elemente ungleichnamig verbunden anwenden.

Du Bois-Reymond hat das zur Messung nöthige Instrument in die Form der Fig. 19 gebracht. Der Platindraht

Fig. 19.

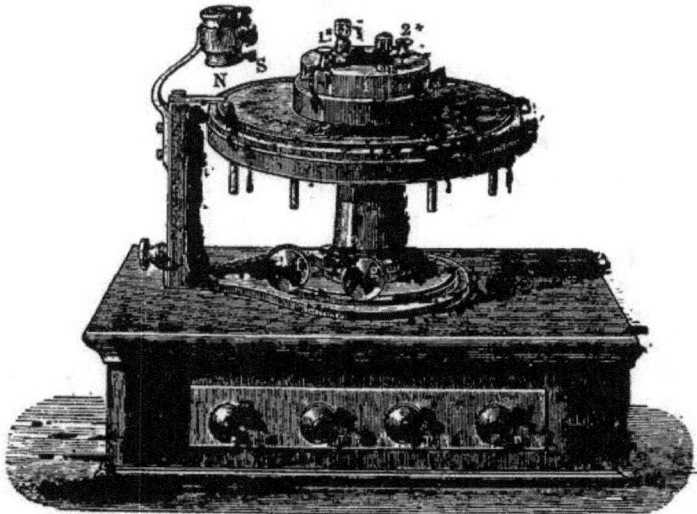

ist in Kreisform gewunden am Rand der Scheibe S, bei r ist der Anfangspunkt. Der Index N mit der kleinen Platinrolle r ist im Kreise drehbar, so dass r beständig auf dem

Platindrahte rollt. Mit dem Mikroskop über N wird die·
Stellung des Index abgelesen. Die Schrauben g und f dienen
zur Feststellung des Index und zu mikrometrischer Bewegung desselben. Die Schrauben I und II nehmen die Leitungen vom stärkern, III und IV vom schwächern electromotorischen Apparat auf. Oben auf der Kreisscheibe sizt
ein Stöpselstromwechsler.

Wer viel mit Bestimmung von Widerständen zu thun
hat, wird für AC in Fig. 18 einfach · die Wheatstone'sche
Brücke verwenden. Aber auch wenn der Apparat Fig. 4
nicht zur Disposition steht, kann man mit hinlänglicher
Genauigkeit die Versuche ausführen, wenn man einen·Meter-
maasstab auf den Tisch oder an die Wand schraubt und
darüber einen Platindraht zwischen zwei am Anfang und
Ende des Meters angebrachten Messingsäulen ausspannt.
Den vom Galvanometer herkommenden Draht führt man
mit der Hand längs des Platindrahts, bis der Ausschlag des
Galvanometers Null ist, und liest dann die Lage des Be-
rührungspunkts auf dem Maasstab ab.

Zahlen, die man auf diese Weise für die electromotorische Kraft von galvanischen Elementen findet, können nur
Durchschnittszahlen sein, weil die electromotorische Kraft
wesentlich von der Beschaffenheit der Oberfläche der Platten
und von der Stärke der Säuren abhängt. Streng genommen
müsste man jedes galvanische Element nach seiner Indivi-
dualität untersuchen. Handelt es sich jedoch um nicht
grosse Genauigkeit, so darf man folgende Zahlen anwenden:

Grove	Bunsen	Betz	Leclanché	Daniell	Siemens	Meidinger
21	21	17	16	12	12	11

wobei die Einheit so gewählt ist, dass die Zahlen die Anzahl Cubikcentimeter zersezten Wassers in der Minute geben,
wenn der Gesammtwiderstand der Stromleitung eine Siemens'sche Einheit beträgt, in gleichem Verhältniss mehr oder
weniger, wenn der Widerstand kleiner ist oder grösser.

Drittes Kapitel.

Apparate zur Erzeugung der Electricität.

1. Reibungselectricität.

Art der
Erzeu-
gung. Die gewöhnliche Electrisirmaschine erzeugt Electricität durch Arbeit. In Folge der Reibung der Glasscheibe an dem Reibzeug wird ausser der Electricität auch Wärme

Fig. 20.

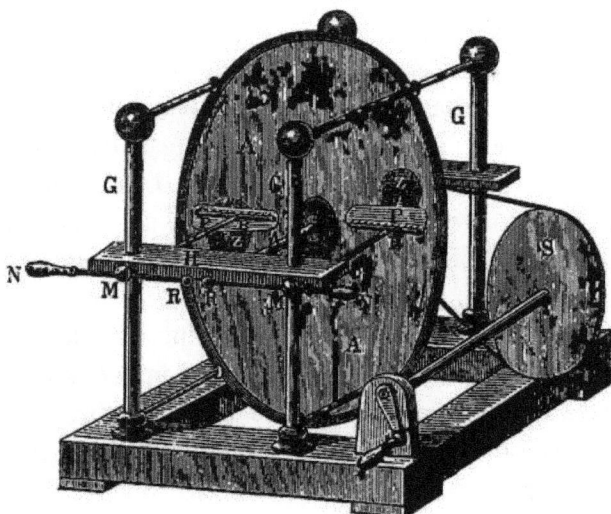

erzeugt, welche unbenüzt bleibt. Die Influenzmaschine dient dazu, eine kleine Menge durch Reibung erzeugter Electricität in beliebigem Maasse zu vermehren. Die Arbeit besteht hier darin, zwei entgegengesezt geladene Platten, die sich deswegen anziehen, gegen einander zu verschieben. Weil die Platten sich nicht berühren, so wird keine Wärme erzeugt, es geht keine Arbeit verloren, welche darauf verwendet würde. Das ist der grosse Vorzug der Influenzmaschine.

Eine Anschauung der Influenzmaschine in ihrer einfachsten Form, wie sie Holtz zuerst ausgeführt hat, soll
die Figur 20 geben. Eine um die Axe A drehbare Glasscheibe mit Schellakfirniss überzogen wird durch eine Kurbel vermittelst eines über die Scheibe S gehenden Schnur-
laufs in rasche Rotation versezt. Hinter ihr befindet sich
eine feste Glasscheibe, ebenfalls mit Schellakfirniss überzogen, etwas grösser, mit zwei diametral gegenüberliegenden
kreisförmigen Ausschnitten Z. An der Rückseite der festen
Scheibe befinden sich ebenfalls diametral gegenüber zwei
Papierbelegungen P, welche mit einer Spize in die Kreis-
ausschnitte hereinragen, und so die vordere bewegliche
Scheibe von hinten nahezu berühren. Die Spizen stehen
entgegen der Drehungsrichtung der beweglichen Scheibe, die
durch Pfeile angedeutet ist. Vor der beweglichen Scheibe,
den Papierbelegungen gegenüber, befinden sich zwei Spizen-
kämme B, welche nach vorn durch ein Stück Hartkautschuk
H hindurchgehen zu den Messingkugeln M, durch welche
die Stäbe mit den isolirenden Handhaben N und den Ent-
ladungskugeln R hindurchgehen. Die Glassäulen G und
ihre horizontalen Verbindungsstäbe dienen zum Festhalten
der festen Scheibe.

Wenn auch eine vollständige Theorie der Influenzmaschine noch nicht möglich ist, so sind doch alle Thatsachen
bekannt, welche ihre Wirksamkeit begleiten. Theilt man
einer Papierbelegung P etwas Electricität mit, indem man
ein geriebenes Stück Kautschuk ihm nähert oder es damit
berührt, so wird der gegenüberliegende Spizenkamm B entgegengesezt elektrisch, und gleichnamige Electricität fliesst
gegen die Kugeln M und R ab. Nehmen wir an, die Papierbelegung rechts werde positiv elektrisch gemacht, so
wird nach R positive Electricität strömen. Die bewegliche
Scheibe selbst wird negativ elektrisch und nimmt diese
Electricität bei der Drehung mit, so dass, da jede folgende

an der Papierbelegung vorbeigehende Stelle wieder negativ
wird, die ganze untere Hälfte der beweglichen Scheibe negativ ist. Diese negative Electricität ist gebunden durch
die entgegengesezte der festen Scheibe, welche durch Vertheilung sich bildet. Kommt aber ein Theil der beweglichen Scheibe vor den Kreisausschnitt links, so ist ihre
negative Electricität nicht mehr gebunden, sie geht durch
die Spize zur Papierbelegung P links und macht diese negativ. Zugleich geht die negative Electricität des Spizen-
kamms links zur Kugel R links, und die bewegliche Scheibe
wird jezt durch Influenz positiv. Ebenso werden alle folgenden Theile derselben Scheibe positiv, so dass die obere
Hälfte der Scheibe positiv ist.

Die bei der Papierbelegung P rechts ankommenden
Theile der beweglichen Scheibe geben nun bei dem Aus-
schnitt wieder ihre positive Electricität an P ab und vermehren deren positive Electricität u. s. w. Es wird also
beständig durch die bewegliche Scheibe durch Influenz er-
zeugte negative Electricität nach links von einer Papierbelegung zur andern geführt, und positive nach rechts. Eine
äquivalente Menge negativer und positiver Electricität aber
wird beständig den Kugeln R zugeführt, so dass auf dem
Wege von einer Kugel R zur andern, sei es durch die Luft,
sei es durch eine sonstige Leitung, beständig ein Austausch
von Electricität stattfindet, desto mehr, je rascher die
Scheibe gedreht wird, da dann die abgehende Electricität
um so rascher ersezt wird.

Im Allgemeinen wird bei jeder Umdrehung sowohl der
gewöhnlichen Electrisirmaschine, als der Influenzmaschine
eine bestimmte Menge Electricität erzeugt werden, welche
bei jener dem Conductor, bei dieser den zwei Entladungs-
kugeln zuströmt. Bei der Reibungsmaschine wird in der
Regel die negative Electricität des Reibzeugs zum Boden
abgeleitet, also einfach verloren. Entladungen können in

zweierlei Weise stattfinden, durch direkte Berührung oder durch Funkenentziehen.

Bei direkter Berührung, wenn auch mit einem verhältnissmässig schlechten Leiter, wie dem menschlichen Körper, geht in unmessbar kurzer Zeit alle angehäufte Electricität verloren. Dreht man die Maschine fortwährend, so wird immer wieder neue Electricität zugeführt und abgeleitet, es entsteht ein Strom. Es wird z. B. das zu durchströmende Objekt einerseits mit dem Conduktor, andererseits mit dem Reibzeug oder auch mit dem Boden in Verbindung gesezt, wenn es sich um die Reibungsmaschine handelt; oder auf der einen Seite mit der einen, auf der andern mit der zweiten Entladungskugel der Influenzmaschine. Eine merkliche Wirkung in physiologischer Beziehung kann dieser Strom kaum ausüben, er ist so schwach, dass schon empfindliche Apparate nöthig sind, um ihn überhaupt sichtbar zu machen.

Entladung bei direkter Berührung.

Die leicht bewegliche astatische Nadel eines Galvanometers gab für den Strom einer Influenzmaschine bei etwa einer Umdrehung in 2 Sekunden 65^0 Ablenkung. Die Zahl der Windungen betrug 3000, ihr Gesammtwiderstand nahe 1000 S. E. Dieselbe Ablenkung gab ein Meidinger Element, wenn der Widerstand 21000 eingeschaltet war. Die von der Influenzmaschine hervorgebrachte Stromstärke war sonach

$$\frac{11}{21000} = 0,0005$$

etwa 200mal so schwach, als der durch den menschlichen Körper gehende von 30 Meidinger Elementen.

Nach Buff würde der Strom, welcher in einer Minute 1^{mgr} Wasser zersezt, (zwei Leclanché zersezen in einer Minute etwa $\frac{1}{5}^{mgr}$) genügen, um eine Leydner Flasche von 1 Quadratmeter Belegung 190mal so zu laden, dass ihre Schlagweite 100^{mm} beträgt. Selbst bei den grössten Electrisirmaschinen wären also Tausende von Umdrehungen nöthig,

um eine ähnliche Electricitätsmenge zu liefern. Darum ist
klar, dass man die Electrisirmaschine nicht zu einem
continuirlichen Strome benützen wird: das galvanische Element wird in dieser Richtung stets den Vorzug verdienen, um
so mehr, als es ohne mechanische Arbeit seine Dienste thut.

**Entla-
dung
durch
Funken.** Anders gestaltet sich die Sache bei der Entladung
durch Funkenentziehen, also auf bestimmte Entfernung. Wird dem Conduktor der Reibungsmaschine ein Leiter
gegenüber gestellt, so wird in diesem, wenn er abgeleitet
ist, die entgegengesezte Electricität gebunden, die gleiche
abgestossen. Die Menge der gebundenen wächst mit der
der zugeleiteten, bis schliesslich die Spannung so gross
wird, dass der Funke überspringt. Bei der Influenzmaschine
wird der Leiter, der den Funken aufnehmen soll, mit der
einen Entladungskugel in direkte Berührung gebracht und
ladet sich mit ihrer Electricität, ein anderer Theil des Leiters wird in die Nähe der zweiten Entladungskugel gebracht,
und wieder Electricität zugeleitet, bis die Spannung gross
genug ist, um den Widerstand der Luftschicht zwischen
Leiter und Entladungskugel zu überwinden. In beiden
Fällen häuft sich die Electricität auf der Oberfläche an und
gleicht sich dann aus, die Wirkung wird also auch ganz auf
die Oberfläche beschränkt sein. Das Zuführen der Electricität, bis die Spannung gross genug ist, wird nach dem
Vorhergehenden von keinem Einfluss sein.

Nach Versuchen von Ries ist die Wärmemenge, welche
die Entladung der Electricität gibt, proportional dem Quadrat der Electricitätsmenge und umgekehrt proportional der
Entladungszeit. Die Electricitätsmenge dividirt durch die
Zeitdauer gibt aber die in der Secunde durchgehende Electricität oder nach galvanischem Maasse die Stromstärke.
Also ist jene Wärmemenge auch proportional dem Quadrat
der Stromstärke und proportional der Zeit, wie Lenz und
Joule das Gesez für den galvanischen Strom gefunden

haben. Auch hier zeigt sich die Uebereinstimmung der beiden Arten von Electricität: die Wärmeeffekte folgen genau demselben Geseze.

Nun ist die Einwirkung der Electricität auf den thierischen Körper, als mechanische Arbeit, vom rein physikalischen Standpunkt aus, der unter andern Umständen entwickelten Wärmemenge äquivalent zu betrachten, folglich auch dem Quadrat der Electricitätsmenge direkt, der Zeit der Entladung umgekehrt proportional zu betrachten. Daraus folgt, dass, da mit der Schlagweite die Electricitätsmenge wächst, die Wirkung des Funkens auf den thierischen Körper dem Quadrat der Schlagweite proportional ist, wenn die Entladungszeit dieselbe bleibt. Nun hat aber Feddersen gefunden, dass die Entladungszeit mit der Schlagweite zunimmt, doch nicht gleich rasch. Also ergäbe sich schliesslich, dass die Wirkung schneller zunimmt als die Schlagweite, aber nicht ihrem Quadrat proportional.

Nach Feddersen ist die Schlagweite

| 1,25 | 3,75 | 6,75 | 10,0 |

Millimeter mit der Zeitdauer

| 40 | 75 | 100 | 143 |

Milliontel Sekunden verknüpft. Die Wirkung wäre also proportional dem Quadrat der obern Zahl, dividirt durch die untere, folglich durch die Zahlen

| 39 | 188 | 456 | 699 |

vorgestellt, oder in abgerundeten übersichtlichen Zahlen ausgedrückt, wenn die Schlagweite auf das 3, 5 und 8fache steigt, wird die Wirkung 5, 12 und 18mal so gross.

Das gilt vom physikalischen Standpunkt aus, wird wohl auch von chemischen Aenderungen gelten, von Verbrennungen u. s. w.; schwerlich aber von den Einwirkungen auf Nerven und Muskeln. Denn hier ist, wie der Inductionsstrom zeigt, das rasche Ausgleichen der Electricität das vor Allem Wirksame, also kleine Zeitdauer bei grosser durchgehender Elec-

tricitätsmenge. Es scheint sonach, dass die Wirkung auf
die Nerven nicht so rasch zunehmen werde, als die obigen
Zahlen sagen, doch existiren darüber bisher keine Versuche.
Aber um so wahrscheinlicher wird es sein, dass die Funken-
entladung sich in ihrer Wirkung wesentlich auf die Oberfläche beschränkt und hier mit der Schlagweite rasch zu-
nehmende mechanische und chemische Wirkungen ausübt.

Die Rei-
bungs-
Electri-
cität in
der The-
rapie.
Damit stimmen im Allgemeinen die Urtheile über Anwendung der Reibungs-Electricität in der Therapie.

Vor der Mitte des vorigen Jahrhunderts wurden die ersten Versuche gemacht, die Reibungs-Electricität als Heilmittel anzuwenden.
Es wären hier verschiedene Namen zu nennen, Quellmalz und
Krazenstein, Jallabert und Sauvage, Verratti und
Teske, insbesondere aber Schäffer in Regensburg, welcher eine
Theorie der Wirkung der Electricität aufstellte, indem er als Grundlage die Beobachtungen von Krazenstein, Sauvage und Jallabert
nahm, dass der Puls durch Electrisation frequenter und die Abson-
derungen häufiger werden. Lähmungen waren es vorzugsweise, die
man durch die Leydner Flasche zu heilen suchte. Auch Franklin
machte Versuche dieser Art.

In der neuern Zeit, mit Entdeckung der galvanischen und Inductions-Electricität, scheint die Anwendung der Reibungs-Electricität mehr und mehr in Abgang gekommen zu sein, und die meisten
Schriftsteller sprechen sich dagegen aus, allerdings mit Ausnahmen.

Dr. Zimpel hat ein Werk geschrieben, welches die Reibungs-
Electricität zum einzigen Gegenstand hat [5]) und welches die spe-
ciellsten Vorschriften über die Art der Anordnung der Experimente
gibt. Aber wenn eine Animalisation der Electricität dadurch hervorgebracht werden soll, dass der Arzt einen Finger mit dem me-
tallenen Leiter in Berührung bringt, oder wenn zum Drehen der
Electrisirmaschine eine Gebirgs- oder ländliche jungfräuliche
Magd empfohlen wird; wenn endlich der Diamant seine Hauptwir-
kungssphäre beim schwarzen Staar haben soll, für welches Leiden er
keinen Nebenbuhler habe — so ergibt sich wohl, dass die ganze
Anlage des Werkes mit der neuern exakten Forschung in keine
Uebereinstimmung zu bringen ist.

Dr. Clemens in Frankfurt hat in der deutschen Klinik (Jahr-
gänge 1859, 60 und 61) eine Reihe von Aufsäzen veröffentlicht; in

---

5) Die Reibungs-Electricität von Dr. Zimpel. Stuttgart, Schwei-
zerbarth 1859.

welchen vielfach die Nüzlichkeit der Reibungs-Electricität betont und an vielen Beispielen ihre Wirkung nachgewiesen wird. Die Frage, wie weit diese Erfahrungen sich bethätigen werden, gehört nicht hieher. Der Verfasser verlangt im Allgemeinen grosse Quantität der Electricität bei möglichst geringer Spannung, und glaubt dies bei einer Batterie Leydner Flaschen zu erreichen dadurch, dass er sie nicht vollständig ladet. Nach der sonst mit Spannung verbundenen Bedeutung sollte man eher glauben, das werde die Quantität verringern. Allein auch hier zeigt sich eben wieder die gänzliche Unhaltbarkeit der Begriffe Spannung und Quantität, und es ist um so mehr hier darauf aufmerksam zu machen, als der Verfasser seinen Collegen den Vorwurf nicht erspart, dass sie sich zu wenig mit der Physik vertraut machen. Auch Clemens sieht nicht ein, warum »der Strom von 4 sechs Zoll hohen Daniell'schen Elementen stärker sein soll, als der von 2 einen Fuss hohen. Freilich sei die Spannung stärker, aber die Quantität gleich.« Die Stromstärke würde sonach von der Oberfläche allein abhängen, oder wie Clemens sagt: »die Menge der erzeugten Electricität ist der Quantität der verbundenen Metalle nach der Grösse der in Conflict kommenden Oberflächen, die Stärke der elektrischen Spannung der Menge der zu einer Säule vereinigten Elemente proportional.« Wie dies damit vereinbar ist, dass eine nur theilweise geladene Leydner Flasche mehr Quantität und weniger Spannung gebe, ist nicht einzusehen. Dagegen wird die physikalische Anschauung damit einverstanden sein können, dass hohe Spannungen zu Flächenentladungen geneigt sind, ob aber bei schwächern Spannungen die Electricität tiefer eindringt, muss sie der therapeutischen Erfahrung überlassen. Eigenthümlich ist das Verfahren des Verfassers, durch starke elektrische Entladungen die Bahn für den constanten Strom zu ebnen. Ein physikalischer Erklärungsgrund dafür wird wohl kaum zu finden sein.

Auf der andern Seite lauten eine Reihe von Urtheilen anderer Schriftsteller ganz ungünstig für die Reibungs-Electricität.

Ziemssen sagt: »Manche Aerzte, besonders englische, lassen zwar bei manchen Nervenkrankheiten noch immer die Funken der Electrisirmaschine oder selbst der Leydner Flasche, wenn es gilt, Böses mit Bösem zu vertreiben, auf gelähmte Glieder oder auf ein krankes Rückenmark überschlagen, allein diese Heilbestrebungen sind denn doch ziemlich roh und haben sich nicht in die Therapie eingebürgert.«

Meyer sagt (pag. 10.): »Wo eine tiefere Einwirkung nöthig ist, musste man wegen der unangenehmen und gefährlichen Complicationen, die leicht mit dem Gebrauch der Leydner Flasche verbunden sind, von ihrer Anwendung abstehen. Da sich aber auch die Einwirkung auf oberflächlich gelegene Theile viel vollkommener durch

die galvanische und Inductions-Electricität erreichen lässt, so hat
man von der Leydner Flasche für therapeutische Zwecke Abstand
genommen.«

Dr. R i c h t e r (in Schmidts Jahrbüchern der Medicin 1853. pag. 260)
meint, das elektrische Bad sei so gut wie unwirksam. Die Reibungs-
Electricität sei für den ärztlichen Zweck meist unbrauchbar, sie
gleiche sich auf der Haut aus, bewirke zu heftige erschütternde Em-
pfindungen und dringe nicht tief genug ein.

B e a r d und R o c k w e l l (pag. 200) geben der Anwendung der
Reibungs-Electricität den Namen »F r a n k l i n i s a t i o n«, entsprechend der F a r a d i s a t i o n. Für Anwendung des constanten Stroms
könnte man dann »Remakisation« sagen.

A l t h a u s sagt (pag. 161), dass nach seiner Ansicht die Reibungs-Electricität ganz wohl in der medicinischen Praxis entbehrt
werden könne: die dynamische Electricität erscheine vielmehr als
die wahre medicinische Electricität.

Aehnlich drückt sich E r d m a n n, in der Uebersezung des Werks
von D u c h e s n e aus (pag. 9): die Muskelreizung durch die statische
Electricität kann um so mehr von der Praxis ausgeschlossen bleiben,
als wir in andern Electricitätsarten Mittel haben, die Muskelcon-
tractilität weit energischer anzuregen, ohne die Nachtheile jener
herbeizuführen.

E r b endlich (pag. 253) ist der Ansicht, der Versuch, die statische Electricität, welche seit der Erfindung der Holtz'schen Maschine viel leichter und in beliebiger Menge zu erzeugen sei, wieder
in die ärztliche Praxis einzuführen, könne vorläufig als misslungen
betrachtet werden; doch seien weitere Erfahrungen nicht unerwünscht.

Die In-
fluenz-
ma-
schine
in der
The-
rapie.
Die Anwendung der Influenzmaschine hat in der neuern
Zeit zwei Vertreter gefunden, S c h w a n d a und C l e m e n s.
Die Entladung dieser Maschine ist immer eine unterbrochene,
selbst wenn man die Electroden direkt in Berührung bringt,
so dass kein sichtbarer Funke überspringt. Das Zuströmen
der Electricität findet immer nur von Zeit zu Zeit statt,
wenn die Dichtigkeit auf der gedrehten Scheibe so gross
geworden ist, dass die entgegengesezte in den Spizen durch
Vertheilung gebildete den Widerstand der Luft überwinden
kann, um sich mit jener zu vereinigen. Die leuchtenden
Büschel am einen, die leuchtenden Punkte am andern Spizenkamm zeigen unmittelbar, dass nur von einzelnen Entladungen,
nicht von einem continuirlichen Strom die Rede sein kann.

Schwanda (Pogg. Ann. 133. pag. 622) nennt im Gegensaz zum continuirlichen Strom und Inductionsstrom den Strom einer Influenzmaschine Spannungsstrom. Er stellt bei Paralysen den Spannungsstrom dem faradischen gleich, bei Empfindungslähmungen der Haut wirke er bei einer Luftstrecke von 3ᵐᵐ, die er zu durchschlagen hat, stärker, so dass die Spannungsströme eine wesentliche Ergänzung des elektrischen Heilapparats bilden.

Clemens (deutsche Klinik 1867. pag. 446) empfiehlt die Influenzmaschine zu Erschütterungen, Ladungen auf dem Isolirschemel, Entbindung von Ozon u. s. w., da diese mit keinem andern Instrument in so kurzer Zeit und in so ausgiebiger Weise geleistet werden. Mit Recht empfiehlt er jedermann, der die Maschine näher kennen lernen will, die Beobachtung bei Nacht, wo die Lichterscheinungen an den Spizenkämmen die Anwesenheit von positiver und negativer Electricität unmittelbar zeigen und die Ausdehnung der Lichtbüschel ein Maass für die entwickelte Electricitätsmenge geben.

Von physikalischem Standpunkt betrachtet zeichnet sich die Influenzmaschine dadurch aus, dass ihre Entladungen in vielfacher Weise variirt werden können. Die Raschheit der Umdrehung der beweglichen Scheibe ist innerhalb ziemlich weiter Grenzen veränderlich und mit ihr die Zahl der Entladungen in bestimmter Zeit; der Abstand der Electroden, und damit Zahl und Stärke der Entladungen, lässt sich beliebig ändern; die Condensation lässt sich sehr einfach anbringen und abändern und damit die bei jeder Entladung übergehende Electricitätsmenge modificiren.

Um die Zahl der Entladungen zu bestimmen, dient am einfachsten eine rotirende Geissler'sche Röhre [6]. Eine solche Röhre, welche nahe zwei Umdrehungen in der Sekunde machte, erscheint so vielfach, als Entladungen in einer halben Sekunde erfolgen. Es zeigt sich ein leuchtender Stern, die doppelte Zahl der Bilder gibt die Entladungen in einer Sekunde. Ohne Condensator gab die In-

---

6) In Paris werden neuerdings eine Menge wohlfeiler, allerdings schlecht gearbeiteter Apparate angefertigt, welche zur Unterhaltung des Publikums dienen sollen. Darunter ist ein Apparat, welcher mit Hilfe eines Electromagnets ein kleines Schwungrad dreht. Mit der Axe lässt sich eine Geissler'sche Röhre fest verbinden.

fluenzmaschine mehr als 100 Entladungen, wenn die Electroden 1^{cm} aus einander waren. Bei einem Abstand von 1
bis 2^{mm} liess sich die Zahl der Bilder nicht mehr schäzen.
Mit Anwendung eines schwachen Condensators (Glasröhre
von 2^{cm} Weite) ergaben sich auf ein Centimeter Distanz bei
langsamem Drehen 4, bei schnellem bis zu 24 Entladungen.
Bei einem Schlittenapparat, der in gleicher Weise untersucht wurde, erhielt man bei weitem keine so grosse Verschiedenheit. Die Zahl der Unterbrechungen schwankte hier
nur zwischen 4 und 20 in der Sekunde, auch bei beträcht-
licher Vermehrung der Stromstärke gelang es nicht, über
diese Zahl hinauszukommen. Freilich wird es dabei wesentlich auf die Umwicklung der primären Spirale ankommen,
da davon die Stärke des Magnetismus abhängt, oder von
der des besondern Electromagnets, welcher die Feder in
Bewegung sezt.

2. Berührungs-Electricität.

a) Allgemeines.

Arbeit
der gal-
vani-
schen
Ele-
mente. „Eine jede Batterie ist brauchbar, sobald sie sich in
regelrechtem Zustande befindet. Sehr verbreitet ist noch
immer der Glaube, dass die Leistungsfähigkeit der verschiedenen Batterien eine sehr verschiedene sei, und die Wärme,
mit welcher einzelne Autoren die von ihnen gewählten Batterien empfehlen, hat nicht Wenig dazu beigetragen, diesen
Glauben zu nähren."

Diese Worte B r e n n e r s (II. pag. 3) sind dem Physiker aus voller Seele geschrieben, der um Auskunft gefragt
wird, welche Batterie die beste, ob diese oder jene zu empfehlen sei. Ein Urtheil über ein galvanisches Element für
sich allein oder über passende Zusammenstellung mehrerer
Elemente ohne Kenntniss der zu leistenden Arbeit ist einfach unmöglich. Es fällt Niemand ein, der Windmühle über-

haupt einen Vorzug vor dem Wasserrad oder diesem einen
Vorzug vor der Dampfmaschine zu geben, die erste Frage
ist immer: was soll die Arbeit sein? Erst dann lässt sich
über den Vorzug des einen oder andern Motors urtheilen,
und zwar, indem man drei Gesichtspunkte beachtet: einmal
soll die verlangte Arbeit wirklich geleistet werden, zweitens
sollen die Anschaffungskosten des die Arbeit leistenden Apparats und drittens die Betriebskosten möglichst klein sein.
Genau dieselben Gesichtspunkte gelten auch bei den galvanischen Elementen, welche am thierischen Körper oder an
Zwischenapparaten bestimmte Arbeit leisten sollen.

Theoretisch genommen kann man mit jedem galvanischen Elemente jede beliebige Arbeit leisten, man darf nur
eine recht grosse Zahl richtig verbunden anwenden, wie
Davy und Gassiot Tausende von Elementen verwendet
haben, um das elektrische Licht zu erhalten, was man jezt
mit 50 erreicht. Dieselbe Arbeit kann auch mit andern
Elementen vielleicht in geringerer Zahl und wohlfeiler erreicht werden, und für den mit dem galvanischen Ström
Arbeitenden ist die Hauptsache zu wissen, wie man bei ge-
gebener Arbeit die beste Combination der passendsten
Elemente erhält, um mit den geringsten Kosten auszu-
reichen.

Die Bestimmung des Widerstands ausserhalb des Elements haben wir früher kennen gelernt. Dazu kommt zweitens die electromotorische Kraft, deren Bestimmung uns
ebenfalls bekannt ist, und schliesslich der Widerstand im
Element. Leider ist es geradezu Regel, von einem galvanischen Element und seinen Vorzügen zu sprechen, ohne
electromotorische Kraft und Widerstand anzugeben, so dass
es äusserst schwierig ist, Durchschnittszahlen für die verschiedenen Elemente aufzustellen. Solange aber nicht beides
bei einem Versuche angegeben wird, solange kann von
exakten Bestimmungen nicht die Rede sein.

Die Bestimmung des Widerstands im Element lässt sich
nach der allgemeinen Methode, die oben angegeben worden
ist, nicht ausführen, denn dort ist vorausgesezt, dass auf
dem den unbekannten Widerstand enthaltenden Wege keine
electromotorische Kraft wirke; und dies ist der Fall, wenn
man auf diesem Wege ein galvanisches Element einschalten
würde. Die einfachste, wenn auch nicht genaueste, Methode
der Bestimmung ist die, den Ausschlag der Magnetnadel
einer Tangentenboussole zu beobachten, dann künstliche
Widerstände einzuschalten, bis der Winkel etwa auf die
Hälfte, genauer so weit abgenommen hat, dass die Tangente
des neuen Ausschlags die Hälfte der Tangente des ersten
ist. Dann ist die Stromstärke halb so gross, und da die
electromotorische Kraft gleich geblieben ist, der Gesammtwiderstand doppelt so gross, als Anfangs. Was also an
künstlichem Widerstand eingeschaltet worden ist, ist gleich
dem Anfangs vorhandenen Widerstand, d. h. dem des Elements nebst dem der Tangentenboussole, und da der lezte
nach der frühern Methode bestimmt werden kann, so kennt
man somit den Widerstand des Elements.

. Z. B. ein Leclanché gab bei einer Tangentenboussole mit dem
Widerstand 0,8 den Ausschlag 39°. Die Tangente dieses Winkels
— siehe die Tafel am Schluss des Buchs — ist 0,810, die Hälfte dieser
Zahl 0,405 und dies ist die Tangente von 22°. Um diese Ablenkung
zu erhalten, mussten 3,6 Einheiten eines Rheostaten eingeschaltet
werden, also hat man für den gesuchten Widerstand x die Gleichung:

$$3,6 = x + 0,8$$

woraus x = 2,8 sich ergibt. Um gute Resultate zu erhalten, sollen
die Ausschläge weder zu gross noch zu klein sein, sondern etwa
zwischen 20 und 50 Graden liegen. Wie man sich, wenn das nicht
der Fall ist, helfen kann, davon siehe später bei der Tangentenboussole.

Wie bei der electromotorischen Kraft, so sind auch bei
dem Widerstand im Element solche Bestimmungen nur für
den Augenblick der Bestimmung geltende, da die Flüssigkeiten mit der Zeit sich ändern. Durchschnittszahlen für

gebräuchliche Grössen der Elemente enthält die folgende
Tabelle, der auch die früher angegebenen electromotorischen
Kräfte zugefügt sind.

	Grove	Bunsen	Beetz	Leclanché	Daniell	Siemens	Meidinger
El. Kraft	21	21	17	16	12	12	11
Widerstand	0,7	0,8	45	3,0	1,5	5,0	5,0

Wäre gar kein Widerstand eingeschaltet, so wäre die
Stromstärke einfach der Quotient der angegebenen Zahlen,
also der Reihe nach:

30,0   26,3   0,4   5,3   8,0   2,4   2,2

somit das Grove'sche Element das beste, das von Beetz das
schlechteste. Denken wir aber an den Anschaffungspreis,
der für ein Grove mittlerer Grösse etwa 3 Thaler, für ein
Bunsen 2, ein Beetz $1\frac{1}{2}$ und die übrigen je 1 Thaler beträgt, so erhielte man für 1 Thaler Anschaffungskosten die
Stromstärken:

10,0   13,2   0,3   5,3   8,0   2,4   2,2

Berücksichtigt man aber endlich, dass die Zeit gleich
bleibender Wirkung bei Grove und Bunsen nur nach Stunden,
bei Daniell nach Wochen, bei Beetz, Leclanché, Siemens
und Meidinger nach Monaten sich berechnet, dass also im
umgekehrten Verhältniss die Betriebskosten zu rechnen sind,
so sieht man sogleich, dass zu lang dauernder Wirkung
die vier lezten vorzuziehen sind.

Ist ferner der Widerstand in der Leitung sehr gross,
z. B. 1000 Einheiten (wie bei 16 Meilen Telegraphendraht),
so verschwindet dagegen der Widerstand im Element. Die
Stromstärke ist also jezt nahe der 1000ste Theil der electromotorischen Kraft, schwankt also bei den verschiedenen
Elementen zwischen $\frac{1}{50}$ und $\frac{1}{100}$. In diesem Fall wird man
sich keinen Augenblick besinnen, die wohlfeilsten Elemente
und die, deren Wirkung am längsten dauert, zu verwenden,
also abermals Beetz, Leclanché, Siemens und Meidinger.

Aber soviel ist auch klar, dass zu starken Wirkungen

die obigen Stromstärken nicht genügen. Namentlich wenn
es sich um grössern Widerstand handelt, würde die Auswahl unter den gebräuchlichen Elementen einen zu kleinen
Spielraum lassen. Also muss man sich nach einem andern
Mittel umsehen, und das ist die passende Zusammenstellung
einer grössern Zahl von Elementen. Und hier kommt nun
die Hauptfrage, die bei rationeller Benuzung einer Batterie
auftaucht, die Frage nach der Art der Zusammenstellung
der einzelnen Elemente zu einer Batterie, um bei den kleinsten Kosten jedesmal die grösste Arbeitsfähigkeit zu erhalten.

Positiver und negativer Pol. Bei allen gebräuchlichen Elementen ist Zink das eine
Metall. Es wird in Berührung mit allen gewöhnlich ver-
wendeten Metallen positiv elektrisch, und doch nennt man
allgemein Zink den negativen Pol und sagt, dass in der
Leitung der Strom von Kupfer zum Zink gehe. Dies rührt
daher, dass man sich nach der Contacttheorie den Siz der
electromotorischen Kraft da zu denken hat, wo verschiedene
Metalle zusammenstossen, also im Schliessungsbogen, ausserhalb der Flüssigkeit des Elements. Die positive Electricität des Zinks geht dann durch die Flüssigkeit zum andern Metall, also im Schliessungsbogen von diesem zum
Zink. Das Zink ist also das positive, das Kupfer das negative Metall, und vom Standpunkt der Contacttheorie wäre
es somit nicht gestattet, das Kupfer den positiven, das Zink
den negativen Pol zu nennen.

Diese Benennung entspricht vielmehr der chemischen
Theorie, nach welcher das Zink in Berührung mit Säure
negativer wird, als die andern Metalle. Jezt ist der Siz
der electromotorischen Kraft in den Flüssigkeiten des Elements, das Zink ist negativer, also strömt ihm die positive
Electricität durch den Schliessungsbogen zu. Der Strom
geht also nach dieser Theorie in derselben Richtung, wie
nach der Contacttheorie, aber Zink ist das negative Metall.

Jezt ist man berechtigt, das Zink den positiven Pol zu nennen.

Dass diese Bezeichnung die gebräuchliche ist, hängt damit zusammen, dass thatsächlich in der Leitung der positive Strom vom Kupfer zum Zink geht, und dass dieser Stromesrichtung eine Ansammlung positiver Electricität auf Kupfer, negativer auf Zink entsprechen würde. Da beide Theorien in Beziehung auf Stromesrichtung übereinstimmen, wäre es besser, überhaupt nur von dieser zu sprechen, und in diesem Sinn sind die Bezeichnungen von F a r a d a y zu empfehlen. Der Zinkpol heisst bei ihm K a t h o d e, der Kupferpol die A n o d e. Freilich passen diese Bezeichnungen nur auf eine bestimmte Anordnung des Experiments: bei einem gewöhnlichen galvanischen Element tritt der Strom beim Kupfer aus dem Gefäss, geht also nach oben, beim Zink in das Gefäss mit Flüssigkeit, geht also nach unten; bei Wasserzersezungsapparaten ist es dagegen meist umgekehrt. Benennungen sollte man nie nach zufälliger Anordnung wählen, allein sie sind einmal eingebürgert und werden sich nicht mehr, jedenfalls nicht aus der Therapie verdrängen lassen. Wir werden künftighin also stets das aus dem Gefäss hervorragende Zinkende die Kathode, das Ende des andern Metalls Anode nennen und im Auge behalten, dass der Strom von der Anode zur Kathode geht. In Zweifelfällen, z. B. bei langen Drahtleitungen, die schwer rückwärts zu verfolgen sind, wird die Anode am einfachsten dadurch bestimmt, dass beim Eintauchen in Stärkekleister, dem etwas Jodkaliumlösung beigemengt ist, die Anode dunkel gefärbt wird.

Kathode und Anode.

Verbindet man zwei Elemente u n g l e i c h n a m i g (hinter einander), d. h. das Zink des einen mit dem Kupfer oder der Kohle, dem Platin u. s. w. des andern, so hat man (Fig. 21) auf dem Wege des Stromes, der in der Leitung vom Kupfer zum Zink in der Richtung des Pfeils geht, zweimal

Combination von Elementen.

den Uebergang vom Zink durch die Flüssigkeit zum Kupfer,
also die doppelte electromotorische Kraft, aber auch den

Fig. 21.

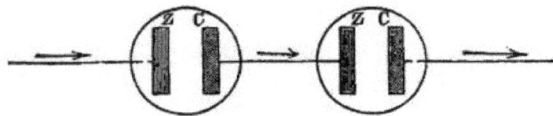

doppelten Widerstand. Während bei e i n e m Element die
Stromstärke gleich der electromotorischen Kraft dividirt
durch die Summe der Widerstände des Elements und der
Leitung ist, hat man sonach bei zwei ungleichnamig ver-
bundenen Elementen die doppelte electromotorische Kraft
durch die Summe des doppelten Widerstands im Element
und des einfachen in der Leitung zu dividiren, um die
Stromstärke zu erhalten. Oder einfacher, wenn wir alles
halbiren, die electromotorische Kraft durch die Summe des
Widerstands im Element und des halben Widerstands der
Leitung. Das heisst also: zwei ungleichnamig verbundene
Elemente wirken gerade so, wie ein einziges bei halbem
Widerstand der Leitung. Dehnt man diesen Schluss auf
eine grössere Zahl von Elementen aus, so kommt man zu
dem Resultat: eine beliebige Zahl von Elementen, die ungleichnamig verbunden werden, geben denselben Strom, wie
ein einziges, wenn man sich den Leitungswiderstand im
Verhältniss der Zahl der Elemente verkleinert denkt. Die
ungleichnamige Verbindung ist somit von Vortheil, so oft
der Widerstand in der Leitung gross ist.

Ist z. B. ein Widerstand von 4000 Einheiten beim Durchgang
durch den thierischen Körper zu überwinden, so erhält man für die
Stromstärke bei wachsender Zahl der früher genannten Elemente:

	Grove	Bunsen	Beetz	Leclanché	Daniell	Siemens	Meidinger
1 El.	0,005	0,005	0,004	0,004	0,003	0,003	0,003
10 El.	0,052	0,052	0,038	0,040	0,030	0,029	0,027
30 El.	0,157	0,157	0,096	0,118	0,089	0,087	0,080
50 El.	0,260	0,259	0,136	0,193	0,147	0,141	0,129
100 El.	0,516	0,515	0,200	0,372	0,289	0,267	0,244

Die Stromstärke steigt nahe im Verhältniss der Zahl der Elemente, bei solchen mit grossem Widerstand, wie Beetz, ziemlich langsamer. Bei gleicher Zahl wären also immer die Elemente mit grosser electromotorischer Kraft vorzuziehen. Wenn wir aber auf die Preise der Elemente Rücksicht nehmen, so erhält man für denselben Anschaffungspreis z. B. bei 30 Elementen die Stromstärken:

0.052, 0.079, 0.064, 0.118, 0,089, 0.080, 0.087.

Da ausserdem die lezten 5 viel kleinere Betriebskosten beanspruchen, so sind sie in diesem Fall unbedingt den zwei ersten vorzuziehen, noch ganz abgesehen davon, dass Grove und Bunsen jedesmal frisch zu füllen sind, also viel Zeit zur Unterhaltung verlangen.

Verbindet man dagegen zwei Elemente gleichnamig (neben einander), (Fig. 22) Zink mit Zink und Kupfer mit

Fig. 22.

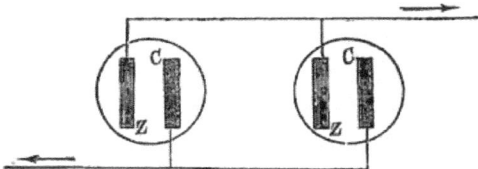

Kupfer, so ist das Resultat dasselbe, als hätte man ein Element mit doppelt so grossen Platten. Die Electricität geht auf ihrem Weg nur einmal vom Zink zum Kupfer, man hat also die einfache electromotorische Kraft, aber da die Platten doppelt so gross sind, so ist der Widerstand im Element halb so gross. Die gleichnamige Verbindung zweier Elemente hat also dieselbe Wirkung, wie ein Element mit der Hälfte seines innern Widerstands, und beliebig viele gleichnamig verbundene Elemente wirken wie eines, dessen innerer Widerstand im Verhältniss der Anzahl reducirt wäre.

Man wird also die gleichnamige Verbindung zur Anwendung bringen, wenn der Widerstand im Element be-

trächtlich grösser ist als in der Leitung. Dieser Fall tritt
selten sein, in der Therapie höchstens beim Ingangsezen
eines Inductionsapparats oder beim Glühendmachen eines
sehr kurzen Drahts. Es handelt sich in diesem Fall um
Widerstände von 1 bis zu etwa 5 Einheiten.

Um in jedem Fall den sichern Weg zu gehen, müssen
wir noch die Combination von gleichnamigen und ungleich-
namigen Verbindungen untersuchen, und' damit die allgemeine Frage beantworten: Wenn man eine bestimmte
Anzahl von Elementen hat und einen bekannten
Leitungswiderstand überwinden soll, wie sind
die Elemente zu einer Batterie zusammenzu-
sezen?

Wir haben zu diesem Zweck nur die vorher gefundenen
Säze über gleichnamige und ungleichnamige Verbindung der
Elemente zusammenzustellen. Statt jeder Gruppe gleichnamig verbundener können wir ein Element substituiren,
dessen Widerstand im Verhältniss der Zahl der in der
Gruppe vereinigten Elemente kleiner ist — es heisse dies
der reducirte innere Widerstand. Statt jeder
Gruppe ungleichnamig verbundener Elemente wird wieder
ein einziges substituirt, das einen im Verhältniss der Anzahl der Elemente verringerten äussern Widerstand zu überwinden hat — dies heisse der reducirte äussere Widerstand.

Wir machen nun eine Voraussezung, welche in der
Praxis stets zutrifft, dass nehmlich alle Elemente der Combination gleichartig und dass die einzelnen Gruppen gleich
seien. Es wird wohl Niemand einfallen, etwa Grove mit
Siemens zu combiniren, oder die Anzahl Elemente, die ihm
zu Gebot stehen, in verschieden grosse Gruppen zu theilen,
um diese gleichnamig zu verbinden; es würde ja schon die
Uebersicht gestört. Die gleichnamige Verbindung ist gleich
zu stellen einer Vergrösserung der Elemente, man wird also

diese Verbindung am einfachsten ausdrücken, indem man von vierfachen, zehnfachen u. s. w. Elementen spricht statt von Gruppen von Elementen, welche zu vier, zu zehn u. s. w. gleichnamig verbunden sind. Theilen wir nun z. B. 30 Elemente in 10 Gruppen von je 3 unter sich gleichnamig verbundener Elemente, während die 10 Gruppen ungleichnamig verbunden sind, so nennen wir dies einfach 10 dreifache Elemente. Es ist gerade so, als ob wir 10 Elemente von dreifacher Grösse ungleichnamig zusammenstellten. Diese 10 dreifachen Elemente leisten das Gleiche, wie ein einziges Element mit dem dritten Theil des innern und dem 10ten Theil des äussern Widerstands; die Stromstärke ist gleich der electromotorischen Kraft eines Elements dividirt durch die Summe der zwei reducirten Widerstände (des innern und äussern).

Man habe 30 Daniell und soll mit ihnen Wasser zersezen; der äussere Widerstand betrage 6 Einheiten. Die möglichen Combinationen sind 1 dreissigfaches, 2 fünfzehnfache, 3 zehnfache, 5 sechsfache, 6 fünffache, 10 dreifache, 15 zweifache und endlich 30 einfache, also 8 verschiedene Combinationen. Der innere Widerstand des Daniell ist 1,5, also der reducirte innere Widerstand für jene 8 Combinationen der Reihe nach:

| 0,05 | 0,1 | 0,15 | 0,25 | 0,3 | 0,5 | 0,75 | 1,5 |

Der reducirte äussere Widerstand ist für die 8 Combinationen der Reihe nach:

| 6 | 3 | 2 | 1,2 | 1 | 0,6 | 0,4 | 0,2 |

Die Summe der reducirten Widerstände ist sonach:

| 6,05 | 3,1 | 2,15 | 1,45 | 1,3 | 1,1 | 1,15 | 1,7 |

Je kleiner diese Summe ist, desto grösser die Stromstärke, man sieht demnach dass »10 dreifache« die beste Combination sind. Die Stromstärke ist wieder für die 8 Combinationen (12 dividirt durch jene Summen, also abgerundet):

| 2 | 4 | 6 | 8 | 9 | 11 | 11 | 7 |

Diese Zahlen geben zugleich nahe die Anzahl Cubikcentimeter Gas, welche in einer Minute durch Zersezung des Wassers gebildet werden.

Nach dem Vorangegangenen hat es keine Schwierigkeit, sobald die Zusammensezung einer Batterie gegeben ist, die Summe der reducirten Widerstände und durch Division mit *Allgemeine Regel der besten Combinationen.*

dieser in die electromotorische Kraft des verwendeten Elements die Stromstärke zu berechnen. Um aber nicht jedesmal probiren zu müssen, welche Combination den kleinsten Widerstand gibt, kann man sich an die Regel halten, dass die Stromstärke am grössten ist, wenn der reducirte innere Widerstand gleich dem reducirten äussern ist, oder wenigstens ihm am nächsten kommt. (Anm. 7.)

An dem vorigen Beispiel sieht man dies unmittelbar: bei einem dreissigfachen Element ist der reducirte äussere Widerstand 120mal so gross als der innere, bei 30 einfachen Elementen nur der 7te bis 8te Theil; bei 10 dreifachen Elementen unterscheiden sich beide nur um $^1/_5$.

Aus jener Regel kann man die weitere ableiten: man multiplicire das Verhältniss der gegebenen (wirklichen, nicht reducirten) Widerstände, des äussern und innern, mit der Zahl der Elemente und ziehe aus dem Produkt die Quadratwurzel: dies ist dann die Zahl der Gruppen gleichnamig zu verbindender Elemente. Ist es keine ganze Zahl, so nimmt man die nächst liegende ganze Zahl, und lässt sich mit ihr nicht in die Zahl der Elemente dividiren, so nimmt man den nächstliegenden Faktor jener Anzahl.

Für das obige Beispiel ergibt sich $\sqrt{30 \cdot \dfrac{6}{1,5}} = \sqrt{120} = 11$.

Dieser Zahl liegt von derjenigen, durch welche 30 sich theilen lässt, 10 am nächsten. Also sind 10 dreifache Elemente am vortheilhaftesten.

Soll mit 6 Grove ein Platindraht glühend gemacht werden, dessen Widerstand eine halbe Einheit beträgt, so hat man:

$$\sqrt{6 \cdot \frac{0,5}{0,7}} = \sqrt{4,3} = 2,1$$

also 2 dreifache. Man wird aber beim Probiren finden, dass 3 zweifache den Dienst besser thun; dies rührt daher, dass der Widerstand der Metalle mit der Temperatur wächst, um $\frac{1}{273}$ für jeden Grad von Null aus, er steigt also schon beim Anfang des Glühens (500—600°) auf das dreifache oder 1,5 und man hat jezt:

$$\sqrt{6 \cdot \frac{1,5}{0,7}} = \sqrt{12,9} = 3,6$$

also 3 zweifache Elemente.

Ist der Widerstand der Leitung sehr gross, Tausend oder mehrere Tausende von Einheiten, so wird die Quadratwurzel der obigen Regel immer grösser sein, als die Zahl der Elemente, d. h. man erhält soviel Gruppen als Elemente da sind, mit andern Worten, alle werden ungleichnamig verbunden.

Fig. 23.

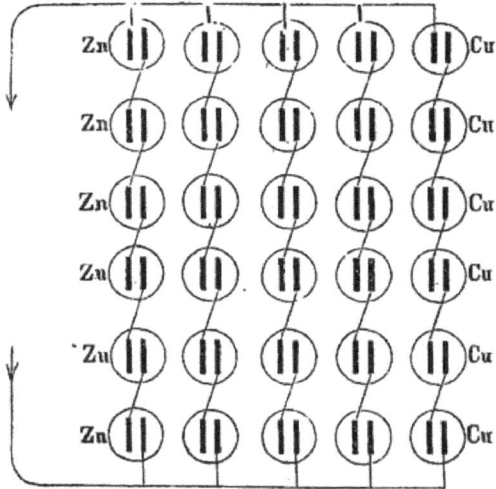

Fig. 23ᵇ.

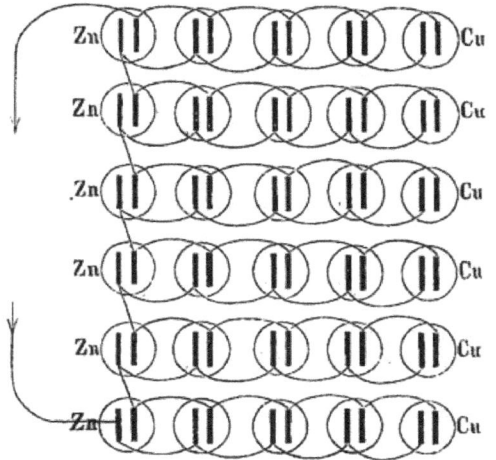

Diese Verbindung ist die beim Durchgang des Stroms durch den Körper stets anzuwendende. Sollte man die Batterie auch zu andern Zwecken, zur Electrolyse etwa, verwenden wollen, so müsste man sie anders zusammenstellen. Dabei lässt sich eine Bemerkung machen, welche unter Umständen von Wichtigkeit ist. Man kann jederzeit, statt 6 fünffache Elemente zu bilden, auch je 6 Elemente ungleichnamig verbinden, und die Zinkenden einerseits, die Kupferenden andererseits alle zusammen mit dem Leitungsdraht verbinden. In Fig. 23^b ist die Combination 6 fünffacher Elemente dargestellt, in Figur 23 sind je 6 Elemente ungleichnamig verbunden und alle Zinkenden mit einem, alle Kupferenden mit einem zweiten Draht in Verbindung. (Anm. 8.)

Dass dies zuweilen vortheilhaft ist, zeigt folgender Fall: zum Gebrauch in der Therapie sind in den meisten Fällen alle Elemente ungleichnamig verbunden. Bei kleinern Widerständen ist das unpassend z. B. wenn eine electrolytische Zersetzung stattfinden soll. Man habe z. B. 30 Leclanché und der äussere Widerstand sei 20 Einheiten. Die Stromstärke wäre:

$$\frac{16}{3 + \frac{20}{30}} = \frac{48}{11} = 4,4$$

Die beste Combination muss Gruppen haben, deren Zahl:

$$\sqrt{30 . \frac{20}{3}} = \sqrt{200} = 14$$

also 15 zweifache Elemente. Dann ist der ganze reducirte Widerstand

$$\frac{3}{2} + \frac{20}{14} = 2,93$$

und die Stromstärke

$$\frac{16}{2,93} = 5,5$$

also um ein Viertel grösser als vorher. Wollte man diese Combination ausführen, während vorher alle ungleichnamig verbunden waren, so müsste man die meisten Verbindungsdrähteausschrauben und neue einfügen. Statt dessen kann man aber auch (Fig. 24) nur zwischen 15 und 16 die Verbindung lösen (sie ist in der Figur gestrichelt) und die gleichnamigen Enden der zwei so entstandenen Gruppen mit dem Leitungsdraht verbinden. Dann hat man nur zwei Schrauben zu lösen und zwei neue Verbindungen herzustellen.

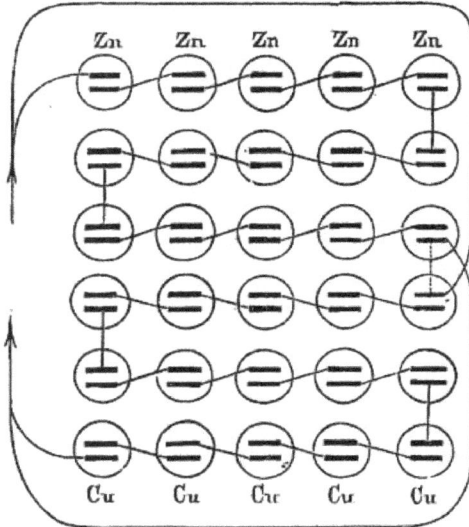

Fig. 24.

Würde die obige Regel 10 dreifache Elemente verlangen, so würde zwischen 10 und 11 und zwischen 20 und 21 die Verbindung gelöst und die gleichnamigen Enden der 3 Gruppen mit dem Leitungsdraht verbunden. Würde man diese Combination ein dreifaches Büschel von 10 Elementen nennen, so hätte man den für alle Zahlen giltigen Saz: 10 dreifache Elemente wirken wie ein dreifaches Büschel von 10 Elementen.

b) Polarisation.

Da die Stromstärke eines Elements von seiner electromotorischen Kraft und seinem Widerstand abhängt, so könnte sie nur gleich bleiben, wenn diese beiden sich nicht ändern. Eine solche Aenderung findet aber stets statt, da in Folge der Einwirkung der Säuren auf die Metalle einestheils die

Definition.

Beschaffenheit der Flüssigkeiten, anderntheils die der Metall-
oberflächen sich ändern. Wird der Strom nur kurze Zeit
gebraucht, so wird diese Aenderung nahezu gleichgiltig sein,
bei längerem Gebrauch jedoch wird man zusehen müssen,
dass die Aenderung, soweit möglich, vermieden wird.
Vollständig lässt sich die Aenderung natürlich nicht
umgehen, denn das Wesen unserer galvanischen Elemente
besteht ja eben darin, dass chemische Wirkung in Electricität umgesezt wird.

Aber eine stets auftretende Aenderung — die sogenannte Polarisation — lässt sich aufheben und diese
ist es, die am schädlichsten wirkt.

Wenn man eine Kupfer- und eine Zinkplatte in verdünnte Schwefelsäure taucht — ein Wollaston'sches Element — so erhält man bei geringem äussern Leitungswiderstand einen kräftigen Strom. Schaltet man in die
Leitung eine Tangentenboussole, so nimmt der Ausschlag
bei längerem Durchgehen des Stroms rasch ab und hört
nach einiger Zeit beinahe ganz auf. Alle Elemente, welche
zwei Metalle und eine Flüssigkeit enthalten, zeigen diese
Erscheinung mehr oder weniger, so die Zink- Kohlen-Ele-
mente, die in verdünnte Schwefelsäure oder in Salzlösungen
oder in Chromsäure eingetaucht werden.

Die Erscheinung rührt bekanntlich daher, dass bei geschlossenem Strome in den Elementen eine Wasserzersezung vor sich geht: der Wasserstoff geht zum Kupfer, zur
Kohle, zum Platin u. s. w., der Sauerstoff zum Zink. Wenn
nun auch ein Theil des Wasserstoffs in Bläschen fortgeht,
ein Theil des Sauerstoffs mit dem Zink zu Zinkoxyd sich
vereinigt, das sich dann in der Flüssigkeit löst, so bleibt
doch noch genug übrig, um einen Gegenstrom herbeizuführen. Wenn nehmlich die Kupferplatte mit Wasserstoff,
die Zinkplatte mit Sauerstoff überzogen ist, entsteht ein
Strom vom Wasserstoff zum Sauerstoff, also entgegengesezt

dem Hauptstrom, dessen electromotorische Kraft bis 16 steigen kann. Da dieser Strom denselben Widerstand zu überwinden hat, wie der Hauptstrom, so wird als Resultat ein Strom entstehen, dessen Stärke gleich der Differenz der electromotorischen Kräfte dividirt durch den Gesammtwiderstand ist. Umgekehrt kann der Hauptstrom nicht werden, da er keinen stärkern erzeugen kann, als er selbst ist, aber er kann ganz auf Null herabsinken.

Hebt man bei einer Tauchbatterie die Platten heraus und senkt sie wieder ein, so ist der Strom wieder kräftiger, weil die Gasbläschen sich ablösen. Taucht man ein Zink-Kohlen-Element in Chromsäure, nachdem man eine Tangentenboussole eingeschaltet hat, so sieht man den anfänglichen Ausschlag nahe auf die Hälfte zurückgehen: da der Widerstand nahe gleich bleibt, würde sich also ein Gegenstrom von einer electromotorischen Kraft entwickeln, welche nahe gleich der Hälfte von der des Elements ist.

Man hat dieser Erscheinung den Namen P o l a r i s a - t i o n gegeben und sie erklärt eine Anzahl von Erscheinungen, die sonst ganz räthselhaft erscheinen. Während e i n gal- vanisches Element zu einer electrolytischen Zersezung meist zu schwach ist, bringen dagegen zwei ungleichnamig ver- bundene eine sehr lebhafte Zersezung hervor. Ist nehmlich das Element selbst frei von Polarisation, so kommt der Gegenstrom nur in der Zersezungszelle zum Vorschein. Hat dieser ungefähr die electromotorische Kraft des Elements, so wird er die Wirkung e i n e s Elementes aufheben, aber nicht die des zweiten oder dritten u. s. w. Nimmt man z. B. den Widerstand in der Zersezungszelle zu 20 Ein- heiten an, so gäbe ein Daniell ohne Polarisation die Strom- stärke $\dfrac{12}{1,5 + 20} = 0,55$. Bei längerer Wirkung wird der Gegenstrom der electromotorischen Kraft des Daniell nahe gleich kommen, die Wirkung wäre Null. Nimmt man aber

2 Daniell, ungleichnamig verbunden, so ist die Stromstärke:

$$\frac{2 \cdot 12 - 12}{2 \cdot 1,5 + 20} = 0,52$$

3 Daniell würden geben:

$$\frac{3 \cdot 12 - 12}{3 \cdot 1,5 + 20} = 0,98 \text{ u. s. w.}$$

und 30 Daniell gäben:

$$\frac{30 \cdot 12 - 12}{30 \cdot 1,5 + 20} = 5,37$$

also nur das Zehnfache von zwei.

Volta-
meter. Die Zahlen, die früher für die electromotorische **Kraft**
der Elemente gegeben wurden, sind so gewählt, dass sie
dividirt durch den Gesammtwiderstand die Cubikcentimeter
Gas geben, welche in einer Minute bei Wasserzersezung
sich bilden. Aber es ist dabei die Polarisation nicht ein-
gerechnet. Die wirkliche Gasmenge wäre sonach stets erst
durch eine kleine Rechnung zu finden. Allein für gewöhnlich wird das Voltameter nur angewendet, um zu beurtheilen,
ob eine Batterie an Stärke abgenommen hat. Das Voltameter ist eine gebogene Glasröhre mit einem verticalen
Theil, der von oben nach unten in Cubicentimeter getheilt

Fig. 25.

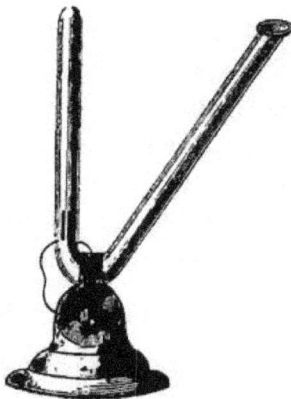

ist, und in dessen untern Theil
zwei Platindrähte eingeschmolzen sind, welche in Platinplättchen endigen. Der übrige
Theil steht schief und trägt
keine Theilung. Das Ganze
steht auf einem Statif mit
Messingsäulen, welche die Platindrähte und die Leitungsdrähte aufnehmen.

Gefüllt wird die Röhre mit
angesäuertem Wasser, weil
solches besser leitet als reines.

Am besten ist 1 Theil Schwefelsäure auf 2 Theile Wasser. Hat sich die verticale Röhre mit Gas gefüllt, so kann man vermittelst Neigen des Apparats durch den offenen Schenkel das Gas entweichen lassen.

Ein solches Voltameter ist das einfachste Mittel, um das Gleichbleiben des Stroms zu untersuchen, sowie um Ungleichheiten in der Wirkung der Elemente nachzuweisen. Ist die Batterie neu zusammengesetzt, so bestimmt man die Gasmenge, die man in einer Minute erhält von je 2 oder 3 oder mehr Elementen, und wird dann, wenn man die Zahlen notirt, später sogleich bei ähnlicher wiederholter Untersuchung angeben können, in welchem Masse die Wirkung abgenommen hat. Es ist zu diesem Zweck das Voltameter jedenfalls viel besser zu gebrauchen, als das auf dem Experimentirtisch der Therapeuten befindliche Galvanoskop, das nur anzeigt, ob überhaupt ein Strom vorhanden ist. Unbequem ist nur, dass die Gasmenge wegen der Polarisation nicht im Verhältniss der Elementenzahl zunimmt.

In dem Aufsaz: »zur Lehre von der Tetanie nebst Bemerkungen über die Prüfung der electrischen Erregbarkeit motorischer Nerven« hat Erb[7]) Untersuchungen über den Widerstand publicirt, welchen ein Strom im menschlichen Körper erleidet. Er sagt: (pag. 272): »Jeder, der mit solchen Versuchen (Einwirkung des galvanischen Stroms auf den Körper) vertraut ist, weiss, wie bedeutend der Ausschlag eines in den Gesammt-Stromkreis eingeschalteten Galvanometers wächst, wenn man bei der gleichen Elementenzahl mehrere Unterbrechungen oder gar Wendungen des Stroms (Volta'sche Alternative) macht. Es wird in solchen Fällen die Gesammtstromstärke erheblich gesteigert, offenbar weil der ausserwesentliche Widerstand (Epidermis, Haut, Körpergewebe) erheblich abnimmt durch die Einwirkung des Stroms selbst. Wenn nun bei diesen Manipulationen — bei Reizung eines motorischen Nervenstamms z. B. — viel stärkere Zuckungen auftreten, so hat man das gewöhnlich ohne Weiteres der durch die Einwirkung des Stroms gesteigerten Erregbarkeit der motorischen Nerven zugeschrieben; wahrscheinlich zum grossen Theil mit

_____

7) Archiv für Psychiatrie und Nervenkrankheiten IV. Band. 2. Heft 271.

Unrecht, da meines Wissens noch keine exacten Untersuchungen am Lebenden existiren, welche das Moment der gesteigerten Leitungsfähigkeit der Gewebe bei der Beurtheilung der gesteigerten Erregbarkeit auszuschliessen gestatteten.« Der Physiker kann mit diesen Säzen ganz einverstanden sein, aber er vermisst die Erwähnung der Polarisation, und da diese bei Deutung der im Verlauf der Abhandlung vorkommenden Versuche gar nicht berücksichtigt wird, so fehlt dem Physiker gerade das, was in den bei weitem meisten ihm bekannten Fällen Hauptursache oder einzige Ursache ist. (vrgl. Wiedemann Galvanismus I. pag. 612 ff.)

Wenn der Strom irgendwo in den thierischen Körper eintritt, so findet er verschiedene Flüssigkeiten vor, die er der Reihe nach durchsetzt. In jeder Zelle, die er durchströmt, hat er Gelegenheit, Stoffe zu zerlegen (die sich nach seinem Aufhören wieder zum ursprünglich vorhandenen vereinigen können) und damit erstens den Leitungswiderstand zu ändern und zweitens Polarisation hervorzurufen.

Der Leitungswiderstand wird geändert, weil die Theile in welche ein Stoff zerlegt wird, im Allgemeinen anders leiten, als das Ganze. Polarisation entsteht, weil überall wo Zersezung stattfindet, der elektronegative Stoff auf der Seite des ankommenden Stroms sich sammelt, der electropositive auf der entgegengesetzten, wie H und O im galvanischen Element. Ueberall, wo diese Zersezung vorkommt, hat man einen Gegenstrom, und ein solcher Gegenstrom kann sich sehr häufig wiederholen.

Der Strom wird also beim Eintritt in den thierischen Körper sich ändern, einmal weil die gesammte elektromotorische Kraft sich um die Summe der Gegenströme vermindert, und dann weil der Leitungswiderstand sich ändert.

Eine Untersuchung, wie viel Elemente nöthig sind, um einen bestimmten Ausschlag der Galvanometernadel oder eine bestimmte Wirkung bei der Muskelcontraction zu erzielen, wird also keinen vollen Aufschluss über diese Erscheinungen geben können. Es ist nicht blos eine Aenderung des Widerstandes, sondern auch eine der electromotorischen Kraft vorauszusezen; und daher nicht blos der Widerstand, sondern auch die electromotorische Kraft zu messen.

Die Aufgabe wäre sonach folgende: es wird zunächst die elektromotorische Kraft und der Widerstand der Batterie gemessen, dann die elektromotorische Kraft und der Widerstand der Batterie sammt eingeschaltetem Körper. Beim zweiten Versuche wird die erste kleiner sein wegen der Polarisation, die jetzt auftritt, der letzte wird im Allgemeinen grösser sein. Jedenfalls geben die Differenzen vollen Aufschluss, ob beide Wirkungen da sind oder nicht, und in welchem Grade jede. Es scheint eine solche Untersuchung sehr complicirt, sie ist es aber durchaus nicht, wenn man dieselben Elemente und

Leitungsdrähte vom bekannten Widerstand stets anwendet, und die
Einschaltung einer Weatatone'schen Brücke oder des Apparats von
du Bois Reymond sich bequem herrichtet.

Erb hat die Hälfte der nothwendigen Arbeit geleistet; wenn
es ihm leider an der nöthigen Musse zu weitern Untersuchungen
fehlt, so wird von anderer Seite die zweite Hälfte leicht auszu-
führen sein.

Wie die Polarisation im Elemente selbst und im Voltameter ^unpolari-
schädlich wirkt, so wird dasselbe auch der Fall sein, so oft der Strom ^Elektro-
in ein Gewebe eintritt, wo chemische Zersezung möglich ist, wo er ^den
also Feuchtigkeit trifft. Insbesondere wird, wie bei der Wasserzer-
setzung immer H und O auftreten und der entgegengesezte Strom
eingeleitet werden, wo die Elektroden eine feuchte Oberfläche treffen,
Das wird aber häufig der Fall sein, da man durch Befeuchten der Haut
ihren Widerstand beträchtlich vermindert. Es hat deshalb Hitzig
(Berliner Wochenschrift 1867, Nro. 39) unpolarisirbare Elektroden
vorgeschlagen, welche in ähnlicher Art construirt sind, wie die von
du Bois-Reymond. Das Princip, das zu Grunde liegt, ist das von
den Rheostaten her uns wohlbekannte, dass amalgamirtes Zink in
Berührung mit reinem Zinkvitriol keine Polarisation gibt. In einem
Rohr von Hartkautschuk sizt ein Zinkcylinder, der am innern Ende
geschlossen ist. In dieses Ende wird die Messingsäule eingeschraubt,
welche den Leitungsdraht aufnimmt. Der hohle Theil des Cylinders
wird mit Zinkvitriol gefüllt und durch einen Propf von Papier maché,
welches mit Zinkvitriol getränkt ist, geschlossen. Darauf wird dann
ein trichterartiges Stück aufgesetzt, welches wieder einen Propf von
Papier maché enthält, der mit ein- bis zweiprocentiger Kochsalz-
lösung befeuchtet ist. Es soll dadurch die Haut des Patienten geschont werden, insbesondere wenn häufige Anlegung der Elektrode an
derselben Stelle nöthig ist.

c. Die galvanischen Elemente im Einzelnen.

Wenn man annimmt, dass die Regel für beste Combi- ^Leistung
nation der Elemente jederzeit praktisch ausführbar sei, d. ^der Ele-
h. dass man statt ganzer Zahlen auch jeden Bruch zulassen ^gleichen
könne, dass man also z. B. ebenso Viertelselemente wie ^Kosten.
vierfache u. s. w. herstellen könne, so findet man, dass bei
der besten Combination für jeden beliebigen Widerstand
das Verhältniss der nöthigen Zahl Elemente verschiedener
Sorten ein gegebenes ist, wenn die Stromstärke beidemal
gleich sein soll. Man kann also unter der obigen Voraus-

setzung mit jeder Art galvanischer Elemente jede Arbeit
leisten, jeden Widerstand überwinden, wenn nur die Zahl
der Elemente richtig gewählt und die beste Combination
bestimmt wird. (Anm. 9.) Was 1 Grove oder Bunsen leistet,
dazu braucht man 6 Daniell, 7 Leclanché, 22 Siemens,
26 Meidinger und 97 Beetz. Man hätte also nur nach den
Anschaffungskosten und Unterhaltungskosten zu fragen, um
zu erfahren, welches Element vorzuziehen ist.

Rechnet man, wie früher, 3 Thaler für Grove, 2 für
Bunsen, 1 1/2 für Beetz, 1 für die übrigen, so hätte man bei
den einzelnen Elementen für gleiche Wirkung der Reihe
nach die Anschaffungskosten:

3   2   6   7   22   26   145

Thaler. Nimmt man jedoch Rücksicht auf die Unterhaltungskosten und nimmt an, dass Bunsen und Grove vielleicht
4 Stunden, Daniell 4 Wochen, die übrigen ein Jahr brauchbar sind, so stellen sich die Zahlen wesentlich anders. Es
liegt in der Natur der Sache, dass nur ungefähre Zahlen
sich aufstellen lassen. Nimmt man an, dass jede Batterie
jeden Tag gebraucht werde, ohne sie mehr als einmal täglich zu füllen, so werden für unsere Elemente die Betriebskosten betragen in Thalern:

1 Grove, 1 Bunsen, 6 Daniell, 7 Leclanché, 22 Siemens, 26 Meidinger, 97 Beetz.

40   50   18   5   11   13   48

Rechnen wir diese Betriebskosten zu den Anschaffungskosten, so ist der jährliche Aufwand in Thalern:

41   55   24   12   33   39   193

Diese Zahlen sollen nicht etwa einen Massstab geben
für die Güte der einzelnen Elemente, sie sind gar zu unsicher: sie sollen nur zeigen, dass die Wahl der Elemente
von der Art der Benützung gar wesentlich abhängt. Wer
z. B. nur alle Monate einmal den Strom braucht, der wird
Bunsen und Grove vorziehen, da sich dann der Betrieb auf
den 12 Theil oder etwa 4 Thaler reducirt. Der Arzt, der

seine Batterie täglich braucht, wird schon der Annehmlichkeit wegen, nur einmal des Jahrs für Erneuerung sorgen zu müssen, die vier lezten Arten vorziehen.

Nun kommt aber noch hinzu, dass die Regel der besten Combination practisch unausführbar ist, wenn es sich um grossen äussern Widerstand handelt. Je grösser die Zahl der Elemente, desto mehr wird der äussere Widerstand reducirt. Ob die Elemente klein sind, macht wenig aus, da der innere Widerstand ohnehin klein ist. So kommt es, dass die Regel für beste Combination eine grosse Zahl sehr kleiner Elemente verlangt, oder also Bruchtheile von Elementen, wenn man grössere als vorhanden in Rechnung bringt.

Unterschied des grossen und kleinen Widerstandes der Leitung.

Man habe z. B. 6 Bunsen und wolle einen äussern Widerstand von 1080 Einheiten überwinden. Man erhält als Gruppenzahl

$$\sqrt{6 \cdot \frac{1080}{0,8}} = \sqrt{8100} = 90,$$ d. h. man hat 90 fünfzehntel Elemente

anzuwenden, man hat jedes Element in 15 Theile zu theilen, und 90 solche kleine Elemente ungleichnamig zu verbinden. Praktisch ausführbar ist das natürlich nicht, es ist ein Fingerzeig, dass für diesen Fall keine Bunsen vortheilhaft verwendbar sind. Allerdings könnte man sich fünfzehntel Elemente dadurch verschaffen, dass man die Platten in Flüssigkeit nur soweit eintaucht, dass gegenüber vom gewöhnlichen Gebrauch nur der fünfzehnte Theil eingetaucht ist. Allein damit ist offenbar nichts gewonnen, da dann der grösste Theil ohne Nuzen angeschafft werden muss. Denkt man aber etwa daran, sehr kleine Elemente anzuschaffen, so wird man bald finden, dass die Anschaffungskosten nicht in dem Maasse abnehmen, als die Grösse.

Bei grossen äussern Widerständen wird man also Bunsen und Grove nicht anwenden. Bei kleinen äussern Widerständen dagegen sind sie am besten zu brauchen. Beträgt z. B. beim Glühendmachen eines Platindrahts der Widerstand 2 Einheiten, so geben 2 Bunsen ungleichnamig verbunden den Strom: $\dfrac{21}{0,8+1} = 11,7.$

Wollte man zu diesem Zweck etwa Meidinger anwenden,

so hätte man bei bester Combination 5 elffache Elemente
anzuwenden, also 55 Elemente im Ganzen, so dass der Anschaffungspreis viel zu gross wird.

Frommhold (der constante galvanische Strom. Pest 1867) legt
grossen Werth darauf, dass seine Batterie ohne Stromunterbrechung
in ihrer Wirkung in zwei Weisen abgeändert werden könne, durch
Einschaltung von mehr oder weniger Elementen und durch schwächere
oder stärkere Eintauchung der Metallplatten. Durch das erste werde
der Intensitätswerth, durch das lezte der Quantitätswerth geändert.
Der Verfasser sagt in seinem Vorwort: »Da von der Modification und
Trennung der Quantitäts- und Intensitätswerthe des constanten Stroms
Erwähnung geschieht, so dürfte es, um jedem Missverständnisse vor-
zubeugen, gleich hier an seinem Orte sein, zu erklären, dass nicht
die absoluten Werthe und ihre Trennung als solche zu verstehen
sind, sondern dass es sich hier um die Variationen dieser Werthe
handelt, welche man für die medicinische Anwendung in jeder, durch
Indicationen zu rechtfertigenden Weise, von einander unabhängig,
also getrennt modificiren könne.' Auch bleibt bei fixer Einsenkung
der elektromotorischen Metalle der Quantitätswerth der Batterie, bei
fortschreitender Intensitätssteigerung nicht auf gleicher Höhe stehen,
sondern der Quantitätswerth nimmt ab, im geraden Verhältniss der
Intensitätssteigerung, und zwar bedingt durch die immer neu hinzu-
tretenden Widerstände.«

Auch hier zeigt sich wieder, wie schwer es ist, mit den Worten
Quantität und Intensität fertig zu werden. Eine klare Anschauung
von der »Modification« und »Trennung« beider wird Niemand durch
die citirten Worte erhalten. Sowie man dagegen den Widerstand
einführt, ist die Sache augenblicklich klar. In dem Ausdruck für die
Stromstärke steht im Nenner der reducirte Gesammtwiderstand, die
Summe des reducirten innern und des reducirten äussern (s. oben).
Das tiefere Einsenken verändert in diesem Ausdruck den innern
Widerstand, die grössere Zahl von Elementen (da sie ungleichnamig
verbunden sind) den äussern. Es sind 32 Elemente, ihre elektromotorische Kraft und ihr Widerstand wird nicht angegeben. Da es
Zink-Platin-Elemente sind, ohne Zelle, so nehmen wir die elektromotorische Kraft gleich der von Grove zu 21, den Widerstand kleiner
etwa zu 0,5. Zu bemerken ist jedoch sogleich, dass von einem gleich
bleibenden Strom nicht die Rede sein kann, da das Element neben
zwei Metallen nur eine Flüssigkeit enthält.

Der reducirte innere Widerstand ist also 0,5 für vollständige
Einsenkung, für theilweise grösser im Verhältniss der bei vollständiger
und bei theilweiser Einsenkung eingetauchten Flächen. Der reducirte

äussere Widerstand ist der wirkliche dividirt durch die Zahl der Elemente.

Die grösste Wirkung hat man bei Anwendung aller Elemente und voller Eintauchung. Dies gibt beim Widerstand 1000 die Stromstärke:

$$\frac{21}{0,5 + 31} = 0,67$$

Werden die Platten gehoben, so ist die Zahl 0,5 zu vergrössern im Verhältniss der vorher und der jezt eingetauchten Fläche. Wird die Elementenzahl vermindert, so ist die Zahl 31 im Verhältniss der vorigen zur neuen Zahl zu vermehren. Theoretisch genommen ist es absolut gleichgiltig, ob man 0,5 oder 31 grösser macht, auf beide Weise lässt sich die Stromstärke gleich modificiren. In der Praxis aber kann man auf Schwierigkeiten stossen, weil Brüche in der Elementenzahl unzulässig sind. Statt die Platten halb herauszuheben, wodurch 0,5 auf 1 vermehrt wird, kann man auch blos 31 Elemente anwenden, statt sie auszuheben bis nur der 8 Theil eingetaucht ist, was 0,5 auf 4 vermehrt, nimmt man 29 Elemente u. s. w.

Bei grossem Widerstand wird also das verschiedene Eintauchen nur von kleiner Wirkung sein. Ist der Widerstand 1, so ist der stärkste Strom bei vollem Eintauchen aller Elemente:

$$\frac{21}{5, + 0,01} = 39,5$$

Halbes Heben kann ersezt werden durch Verminderung der Elementenzahl auf 2, Heben bis auf $\frac{1}{8}$ kann nicht ersezt werden; 1 Element würde dem Heben auf etwas weniger als die Hälfte entsprechen, ein Bruchelement ist praktisch nicht zulässig.

Statt zu sagen: Frommholds Batterie lässt die Quantität und Intensität ändern, werden wir also sagen, sie lässt durch Heben und Senken den reducirten innern, durch Drehung des Zeigers die Zahl der angewandten Elemente und damit den reducirten äussern Widerstand ändern. Bei grossem äussern Widerstand wird die Aenderung des innern Widerstands wenig Einfluss auf die Stromstärke haben (im obigen Beispiel von 0,67 auf 0,66 bei halber Hebung, von 0,67 auf 0,60 beim Heben auf $\frac{1}{8}$), es wird also die Aenderung der Elementenzahl allein brauchbar sein. Bei kleinem äussern Widerstand würde das Heben von beträchtlichem Einfluss auf die Stromstärke sein, beinahe im Verhältniss der Hebung, allein in solchen Fällen ist überhaupt die Batterie unpraktisch, weil die Elemente ungleichnamig verbunden sind, und weil der Strom kein gleichbleibender ist. Eine beliebige Aenderung der Batterie in »Quantität und Intensität« wäre nur durch die Möglichkeit einer beliebigen Combination der Elemente gegeben, in beliebig viele ungleichnamig verbundene Gruppen von gleichnamig verbundenen Elementen. Doch scheint dafür

in der Therapie kein Bedürfniss zu sein. Jedenfalls geht aus dem
Obigen hervor, dass die Meinung des Verfassers von der Vorzüglich-
keit seines Systems und von der Entbehrlichkeit der Rheostate viel
zu weit geht, nicht zu sprechen von dem grossen Werth, den das
neue Princip für technische Zwecke, Telegraphie und unterseeische
Kabel haben soll (pag. 65). Der Physiker kann sich davon nicht
überzeugen.

Nehmen wir alles zusammen, so kommen wir zu dem
Schluss: es ist unpraktisch, alles mit derselben Batterie
thun zu wollen. Wenn eine Batterie allen möglichen
Zwecken dienen soll, so wird sie den meisten nur schlecht
dienen. Bei sehr grossem Widerstand hat man eine andere anzuwenden, als bei sehr kleinem; bei sehr grossem
Elemente, welche selbst einen grossen innern Widerstand haben, bei sehr kleinem Elemente mit kleinem
innern Widerstand. Jene haben den Vorzug langer Dauer,
weil der grosse Widerstand auch die chemische Einwirkung mindert, sie sind, je mehr das der Fall ist, desto
vollkommener; die mit kleinem innern Widerstand sind
nothwendige Uebel, die chemische Wirkung ist sehr heftig,
das Element also bald verbraucht, aber der Vortheil besteht
eben in diesem kleinen Widerstand. Ob grossplattige und
kleinplattige Elemente verschiedene therapeutische Resultate
— bei gleicher Stromstärke — geben, ist zum mindesten
nicht nachgewiesen, physikalisch ist es nicht denkbar.
Benedict pag. 11 läugnet es, obgleich er pag. 9 sagt,
er habe die Grösse der Siemens-Halske reducirt, da die
grossen Elemente zu schmerzhaft seien.

Alle Elemente mit einer Flüssigkeit ohne Zwischen-
körper wollen damit kleinen innern Widerstand gewinnen,
aber bei ihnen wirkt in kurzer Zeit die Polarisation entgegen, sie geben einige Zeit lang sehr starke Wirkungen,
um dann rasch zu erlahmen. Ein Ausheben hilft ebenfalls
nur für kurze Zeit.

Wir unterscheiden somit 3 Arten von Elementen: constante mit kleinem, constante mit grossem, und inconstante mit kleinem Widerstand.

1. Constante Elemente mit kleinem Widerstand.

Die constanten Elemente mit kleinem Widerstand werden Zink-
Eisen-
Ele-
mente. in der Therapie zur Galvanokaustik verwendet. Ausser Grove und Bunsen sind besonders noch die Zink- Eisen-Elemente, welche H a w k i n s zuerst angegeben und S c h ö n - b e i n modificirt hat, zu diesem Zweck empfohlen worden, insbesondere von B r u n s *). Es unterscheiden sich diese Elemente von den Grove und Bunsen nur dadurch, dass Eisensterne statt Kohlen- oder Platinplatten verwendet werden. Das Eisen in Berührung mit concentrirter Salpetersäure wird p a s s i v, wie man es nennt, d. h. es wird von der Säure nicht angegriffen, solange deren specifisches Gewicht 1,5 und mehr ist; bei einem specifischen Gewicht von 1,3 und weniger greift sie dasselbe an unter Entwicklung rother Dämpfe von Untersalpetersäure. Bei 1,35 ist sie bald activ bald passiv. Bruns verwendet Salpetersäure vom specifischen Gewicht 1,4. Die Passivität scheint durch Bildung einer oxydirten Schicht hervorgebracht zu sein. B r u n s selbst führt die den Physikern wohl bekannte Erfahrung an, dass ein Zink-Eisen-Element mit concentrirter Salpetersäure zuweilen unter zunehmender Erhizung salpetrigsaure Dämpfe ausstösst und überläuft, weil aus irgend welcher Ursache — Ablösung der oxydirten Schicht oder Verdünnung der Salpetersäure — die Passivität aufhört. Dieselbe Erfahrung hat man bei den Zink-Eisen-Batterien gemacht, welche früher zur Herstellung des elektrischen Lichts in Theatern verwendet wurden.

Die Bunsen'schen Elemente haben das Unangenehme, dass Bunsen.

---

*) Die Galvanochirurgie. Tübingen 1870.

sie nicht verschliessbar sind, so dass die, während der Strom geschlossen ist, aufsteigenden rothen Dämpfe lästig fallen.

Grove. Jeder Physiker wird unbedingt das Grove'sche Element — Zink in verdünnter Schwefelsäure, Platin in concentrirter Salpetersäure, beide getrennt durch eine gut gebrannte, beim Anschlagen klingende Thonzelle — empfehlen, besonders in der Form, welche Poggendorf angegeben hat, mit Deckel von Speckstein, der gut auf die mit Salpetersäure gefüllten Zellen passt und durch welchen ein Platindraht geht, an den unten die Platinplatte angenietet, oben die Messingsäule zur Einführung der Leitungsdrähte angeschraubt ist. Eine Batterie solcher Elemente offen, nicht in einem Kasten verschlossen, auf dem Experimentirtisch aufgestellt, lässt keine Spur von salpetrigsauren Dämpfen empfinden, und der Speckstein wird nicht angegriffen. Freilich sind diese Elemente beträchtlich theurer, als Bunsen und Zink-Eisen-Elemente. (3—4 Thaler die kleinsten, von denen jedenfalls 6 nöthig sind.)

Die salpetrigsauren Dämpfe, die bei diesen 3 Elementen sich bilden, müssen entstehen, wenn die Polarisation aufgehoben werden soll. Der Wasserstoff, der bei der Wasserzersezung in dem Element zur Kohle, zum Eisen, zum Platin geht, trifft zunächst mit der concentrirten Salpetersäure zusammen und entzieht derselben Sauerstoff, um sich mit diesem zu Wasser zu verbinden. Damit fällt die Polarisation, aber die Salpetersäure wird rasch umgeändert. Alle genannten Elemente sind deswegen nur einige Stunden gleich bleibend und müssen bei jeder Operation frisch gefüllt werden.

In der Berliner klinischen Wochenschrift 1874. Nro. 50 empfiehlt Eulenburg die Thermosäule von Noë zum Ingangsetzen eines Inductionsapparats. Ihre elektromotorische Kraft soll um mehr als ein drittel grösser sein als die von Grove, ihr Widerstand 2,22 Einheiten. Sie wird durch einen Bunsen'schen Brenner oder eine Spirituslampe erhizt. Ihr Preis ist 8 Thaler. Wenn sich ihre Wirksamkeit längere

Zeit erhält, was bei den früher angepriesenen Thermobatterien nicht der Fall war, so wäre sie jedenfalls die bequemste Batterie, da sie transportabel, reinlich und jederzeit rasch in Gang zu sezen ist.

2. Constante Elemente mit grossem Widerstand.

Handelt es sich um Ueberwindung eines sehr grossen Widerstands, so werden Elemente mit eigenem grossen Widerstand vorzuziehen sein, weil derselbe doch noch gegen den zu überwindenden verschwindet und weil mit grossem Widerstand geringe chemische Wirkung und somit lange gleich bleibende Thätigkeit verbunden ist.

Das erste Element dieser Art, das namentlich zum Daniell. Telegraphiren lange ausschliesslich benützt wurde, ist das

Fig. 26.

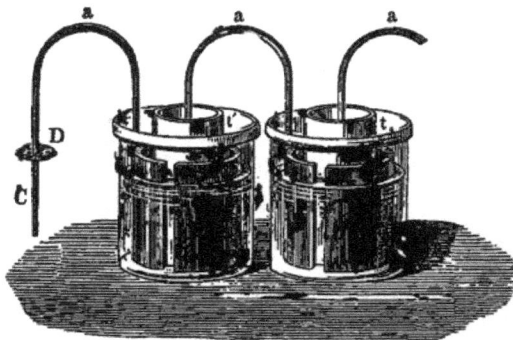

Element von D a n i e l l: Zink in verdünnter Schwefelsäure, Kupfer in Kupfervitriollösung, beide getrennt durch eine poröse Thonzelle. Der bei geschlossenem Strom ausgeschiedene Wasserstoff trifft auf seinem Wege zum Kupfer die Kupfervitriollösung; reducirt aus ihr metallisches Kupfer, tritt an dessen Stelle und bildet verdünnte Schwefelsäure. Das reducirte Kupfer wird auf der Kupferplatte. niedergeschlagen — der Vorgang der Galvanoplastik — und erhält sie so beständig frisch. Freilich sezt es sich auch in die Poren der Zelle und macht damit schliesslich das Element

unbrauchbar, wenn Zink und Kupfer durch den Niederschlag
metallisch verbunden sind. Da dies namentlich am Boden
geschieht, sucht man durch Tränken des Bodens der Zelle
mit Wachs zu helfen. Weil jedoch der Widerstand verhältnissmässig klein, die chemische Wirkung stark ist, so
ist damit nicht viel geholfen. Das Element bleibt, wenn
man für Ersaz von Kupfervitriol sorgt, vielleicht einen
Monat oder auch zwei constant, ist aber jedenfalls dann
aus einander zu nehmen und schwer zu reinigen: die Thonzelle ist gewöhnlich durch eine neue zu ersezen. Man sieht,
dass die Thonzelle die grössten Uebelstände mit sich führt,
weil das reducirte Kupfer in ihr sich festsezt. (Bei Bunsen
und Grove tritt dieser Uebelstand nicht ein, da kein Metall
aus einer Lösung niedergeschlagen wird.) Man hat daher
gesucht, ohne Thonzelle auszukommen und diese Bestrebungen
haben schliesslich zu den Elementen Meidinger und Siemens
geführt.

**Meidin-
ger.**   Meidinger sucht die Trennung der zwei Flüssigkeiten
durch blose Uebereinanderlagerung hervorzubringen ohne
Zwischenwand.   Eben deswegen muss das Element möglichst
in Ruhe bleiben, es ist zum Transport ganz unbrauchbar.

Fig. 27.

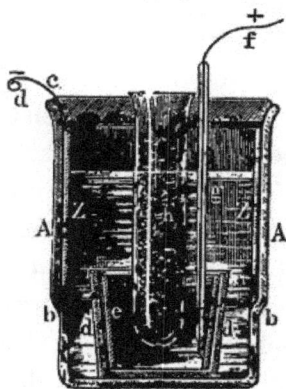

In einem grossen cylindri-
schen Glas A (Fig. 27) befindet
sich ein kleineres d, welches eine
gebogene Blei- oder Kupferplatte
e als Anode enthält. Das grössere
Glas enthält einen Zinkcylinder Z,
der jedoch den Boden nicht erreicht, da das Glas unten ver-
engert ist, so dass das Zink auf
dem einspringenden Theil b auf-
ruht.   Ein Holzdeckel, der oben
das Glas schliesst, lässt die Ano-
den- und Kathodendrähte f und d durch und trägt ein

nach unten offenes, mit Kupfervitriolstücken und Wasser
gefülltes Glasgefäss h in einem Kreisausschnitt.

Das Element wird zum Anfang mit Bittersalzlösung
(später mit der beim Zink bleibenden Flüssigkeit) gefüllt,
und dann der Glasballon eingesezt. Die Bittersalzlösung
leitet nun den Strom ein, ohne das Zink zu zersezen, es
wird Wasser zersezt, der Wasserstoff geht zur Blei- oder
Kupferplatte und schlägt dort Kupfer nieder, sobald etwas
Kupfervitriollösung aus dem Ballon ausgetreten ist. Dieses
Austreten wird durch das höhere specifische Gewicht des
Kupfervitriols begünstigt. Die Lösung des Kupfervitriols
wird durch das Reduciren des Kupfers zu verdünnter Schwefelsäure, die wegen ihres geringern specifischen Gewichts oben
in dem kleinen Glas sich ansammelt und bei nachsickern-
der Kupfervitriollösung in das weitere Gefäss zum Zinke
austritt. Es ist kein Zweifel, dass hier die Kupfervitriollösung in rationellster Weisse verwendet wird, man erhält
daraus die verdünnte Schwefelsäure, welche das Zink braucht,
und es wird diese beständig zugeführt.

Die Elemente gestatten deswegen einen jahrelangen
Gebrauch und erhalten sich in dieser Zeit sehr gleichbleibend.
Nur wenn sie stark angestrengt werden, zeigen sie ein
Nachlassen der Kraft, wahrscheinlich weil nicht genug Kupfervitriollösung nachzufliessen Zeit hat. Denn nach hydro-
statischen Gesezen kann abgesehen von der Diffusion nur
soviel nachfliessen, als durch Verdunstung oben abgeht. Am
besten sind sie zu verwenden zu unterbrochener Arbeit, zu
elektrischen Uhren, Läutwerken u. ähnlichem.

S i e m e n s in seinem verbesserten Daniell'schen Ele- Siemens.
ment (Fig. 28) ersezt die Thonzelle durch eine eigens prä-
parirte Papiermasse f, welche eine unten liegende Kupferspirale k von einem auf ihr liegenden Zinkcylinder Z
trennt. In der Mitte geht ein mit Kupfervitriolstücken
gefüllter oben und unten offener Glascylinder c durch bis zu

Fig. 28.

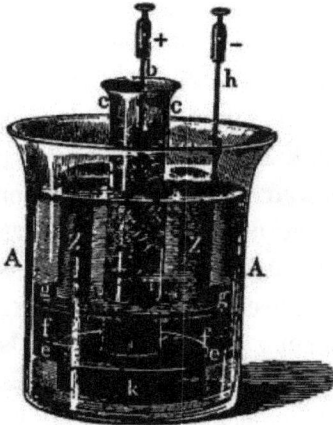

dem Raume unten, wo die Kupferspirale liegt. Das Ganze wird
mit Wasser gefüllt, dem etwa
für den Anfang zur raschern
Einleitung des Stroms etwas
Kochsalz zugesezt wird. Der
chemische Vorgang ist der gleiche
wie bei Meidinger. Der durch
das Papierdiaphragma gehende
Wasserstoff reducirt Kupfer aus
der Kupfervitriollösung, welches
sich auf der Kupferspirale nie-
derschlägt. Die dabei sich bil-
dende verdünnte Schwefelsäure geht durch das Diaphragma
zum Zink. Man hat nur nöthig, von Zeit zu Zeit Kupfer-
vitriolstücke und Wasser in dem mittlern Gefäss nachzufüllen.

Es sind diese Elemente constanter in ihrer Wirkung
als irgend andere, selbst bei grosser Anstrengung derselben
und daher mehr als alle andere zu therapeutischen Zwecken
bei grossem Widerstand zn empfehlen. Sie dauern jedenfalls ein Jahr. Die Papiermasse muss dann frisch präparirt
werden, was dem Mechaniker zu überlassen ist. Transportabel ist die Batterie kaum zu nennen.

Le-
clanché.

Fig. 29.

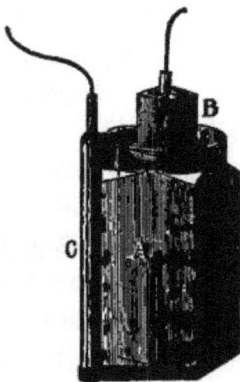

Das Element von Leclanché
(Fig. 29.) benützt wie Bunsen Zink
und Kohle und eine Flüssigkeit, aber
die Kohle wird mit Braunsteinstücken
umgeben, welche den Wasserstoff ab-
sorbiren sollen, vielleicht auch direkt
stromerregend wirken. Die Flüssigkeit ist concentrirte Salmiaklösung.
Es bildet sich Chlorzink und Am-
moniak auf Seite des Zinkes, der
Wasserstoff wird von den Braun-

steinstückchen nicht vollständig absorbirt, so dass immer noch
Polarisation stattfindet. Vortheil des Elements ist die grosse
elektromotorische Kraft, der Widerstand scheint bei verschiedenen Exemplaren sehr wechselnd zu sein. Wenn man dafür sorgt, dass durch Ueberschuss von Salmiak die Lösung
stets concentrirt erhalten wird, so ist das Element sehr
dauerhaft. Braunstein und Kohle befindet sich in einer Thonzelle *A*. Um das Oxydiren der Anode bei Zersezung von
Salmiak zu verhüten, ist dieselbe in einem Block *(B)* Kohle
mit Asphalt gefasst. Als Kathode dient ein Zinkstab, der
in einer Ausbauchung *C* des Glasgefässes Plaz findet.

Von den lange dauernden ist es dasjenige, welches den
kräftigsten Strom gibt. Zwei gleichnamig verbundene eignen
sich nach Z i e m s e n *) ganz vortrefflich für Inductionsapparate, bei welchen ja ein kleiner Widerstand zu überwinden
ist. Man hat dann nicht nöthig, jedesmal ein Grove und
Bunsen frisch zu füllen.

B e e t z (siehe deutsches Archiv für klinische Medicin Beetz.
Band X Heft 1.) hat das Element Leclanché für therapeutische Zwecke transportabel hergestellt. In den Boden eines
Reagenzgläschens ist ein Platindraht eingeschmelzt, welcher
nach innen und aussen hervorragt. Bis zu einem Drittel
wird das Glas mit grob gestossenem Braunstein und Kohle
gefüllt, bis zu zwei Drittel mit concentrirter Salmiaklösung.
In diese taucht ein Zinkstab, der in einem das Glas lose
verschliessenden Propf sizt. Die electromotorische Kraft
ist noch grösser als bei Leclanché, der Widerstand ungemein gross, nehmlich 45.

Das Element ist sonach nur für grosse Widerstände
brauchbar, die Verbindung des hervorragenden Platindrahts
soll mangelhaft sein und dadurch vielfache Störungen ver-
ursachen.

---

*) El. in der Medicin pag. 174.

Das Element von Pincus, oben in einem Reagenzglas Zink in verdünnter Schwefelsäure und unten Silber von Chlorsilber umgeben, ist ebenso leicht transportabel wie das von Beetz, in Beziehung auf electromotorische Kraft und Widerstand steht es dem Meidinger gleich. Es ist theurer wegen des Verbrauchs von Chlorsilber und der isolirte Leitungsdraht, der vom Silber durch die verdünnte Schwefelsäure nach oben geht, soll vielfach Nebenschliessungen mit sich bringen. Daher hat Beetz bei seinem Element den Zuleitungsdraht unten aus dem Glas geführt.

3. Inconstante Elemente mit kleinem Widerstand.

Stöhrer.

Die hierher gehörigen Elemente sind in der Regel Zink-Kohlen-Elemente, aber ohne Zelle mit einer Flüssigkeit und daher mehr oder weniger der Polarisation ausgesetzt. Sie sind, wie die Stöhrer'schen, zum Eintauchen eingerichtet, geben Anfangs einen kräftigen Strom, der bei dem kleinen innern Wiederstand am besten bei geringem äussern Widerstand verwendet wird. Aber nach kurzer Zeit lässt die Wirkung nach und nur nach Ausheben und Wiedereinsenken wird die Batterie wieder stärker. Um den polarisirenden Wasserstoff an den Kohlenplatten zu entfernen, hat man schon einen Strahl Wasser oder ein Wiegen der ganzen Batterie angewendet. Damit wird der Apparat complicirt und unbequem und der Zweck doch nicht ganz erreicht. Zu Glüherscheinungen sind diese Batterien nicht passend, weil mit der Temperaturerhöhung der Widerstand des Drahts wächst, und zugleich bei längerer Wirkung Polarisation eintritt, jedenfalls müssten die Oberflächen von Kohle und Zink möglichst gross genommen werden.

Bunsen.

Selbst die Batterie von Bunsen ohne Thonzelle ist zu Glüherscheinungen wenig brauchbar, der Platindraht kommt wohl zum Glühen, erlischt aber rasch. Als Flüssigkeit dient gewöhnlich verdünnte Schwefelsäure (1 auf 10 bis 20).

Bunsen hat nach einer Mischung gesucht, welche der Polarisation möglichst entgegenwirken soll. 92 Gramm gemahlenes saures chromsaures Kali werden mit 93,5 Cubikcentimeter concentrirter Schwefelsäure zu einem Brei zusammengerieben. Dabei erwärmt sich die Masse und löst sich dann in 900 Cubikcentimeter Wasser zu einem Liter Flüssigkeit. Die Einhaltung der genannten Maasse ist nothwendig, wenn nicht der Chromalaun auskrystallisiren soll; eine Bedeckung der Platten mit Krystallen würde natürlich alle Wirkung aufheben.

Eine zweite Art solcher inconstanter Elemente mit kleinem Widerstand sind Zink-Platin-Elemente, bei welcher das theure Platin durch mit Platinmoor überzogene Silberplatten — S m e e 's Element — oder Bleiplatten — F r o m m - h o l d 's Batterie — ersetzt ist. Als Flüssigkeit dient verdünnte Schwefelsäure. *Smee und Frommhold.*

Solche inconstante Elemente mit kleinem Widerstand sind — weil inconstant — wenig brauchbar zu Glühversuchen und — weil von kleinem Widerstand — unpraktisch zu Versuchen mit grossem Widerstand. Dagegen können sie mit Vortheil z. B. zu Inductionsapparaten verwendet werden. Der Vortheil dieser Batterien ist, dass sie keine Säuredämpfe geben und dass sie, wenn sie nicht gebraucht werden, durch Ausheben ganz ausser Thätigkeit gesezt werden können, so dass Zink und Flüssigkeit gespart wird. Gegenüber den modificirten Daniell'schen Elementen haben sie den Vortheil der Transportfähigkeit.

Die Ketten von G o l d b e r g e r und P u l v e r m a c h e r sollen hier nur der Vollständigkeit halber erwähnt werden. Jene geben gar keinen Strom (Heidenreich pag. 248), diese geben einen Strom, der nach Hejdenreich therapeutisch wirkt. Jedenfalls ist es die roheste Form einer galvanischen Kette, rasch an Wirksamkeit verlierend, und, schnellem Verderben ausgesezt.

A l l e galvanischen Combinationen haben Zink als eines der Metalle, bei allen ist nöthig dafür zu sorgen, dass es *Amalgamiren des Zinks.*

nicht zu rasch aufgezehrt wird, namentlich nicht, solange die Batterie nicht in Thätigkeit ist. Das wird durch das Amalgamiren des Zink erreicht und zugleich hat man damit den Vortheil eines mehr gleich bleibenden Stromes. -

Es gibt verschiedene Vorschriften für dieses Amalgamiren, zum Theil sehr complicirte. Es genügt vollständig, in ein flaches Glas Quecksilber und darüber verdünnte Schwefelsäure zu bringen: eine durch die Säure in das Quecksilber getauchte Zinkplatte wird sich dann leicht amalgamiren, besonders wenn man dann noch mit einer Bürste nachhilft. Selbstverständlich hat man sich wohl zu hüten, die Verbindungsstelle des Zink mit der Messingklemme zu amalgamiren, da dadurch mit der Zeit die Verbindung gelöst würde. Wird das Zink erwärmt, so dringt die Amalgamirung tiefer ein und braucht seltener wiederholt zu werden. Zur Erhaltung der Amalgamation ist es gut in die einzelnen Elemente einen Tropfen Quecksilber oder eine Messerspitze Schwefelsaures Quecksilberoxyd zu bringen. Durch die Thätigkeit des Stroms selbst bleibt dann die Platte überzogen mit Amalgam.

Die Wirkung des Analgamirens beruht wahrscheinlich darauf, dass das käufliche Zink stets mit andern Metallen verunreinigt und an seiner Oberfläche niemals homogen ist. Es bilden sich dann bei der Berührung mit Säuren kleine galvanische Ketten, die eine schnelle Zerstörung des Zinks bewirken. Der Ueberzug mit Zinkamalgam tritt dem entgegen.

Viertes Kapitel.

Hilfsapparate zu galvanischen Batterien.

1. Elementenzähler.

Um allmählig den Strom einer Batterie zu verstärken Zweck. oder abzuschwächen, kann man den Rheostaten verwenden, wie oben gezeigt wurde, sei es durch direkte Einschaltung, sei es in einer Zweigleitung. Diese Methode hat den Nachtheil, dass man die ganze Batterie benüzt, und mehr Arbeit leistet, als nöthig ist. Einfacher ist es offenbar, einzelne Elemente wegzulassen und damit ihre Abnüzung zu vermindern.

Die verschiedenen Apparate, um eine beliebige Zahl Elemente bequem ausschalten oder wieder einschalten zu können, nennt man gewöhnlich Stromwähler. Eigentlich aber handelt es sich darum, eine beliebige Zahl Elemente zu wählen. Er soll deswegen bezeichnender Elementenzähler genannt werden, da er die Zahl der in Gebrauch befindlichen Elemente angibt. Es sind deren mehrere gebräuchlich, die einen mit Federcontact, die andern mit Stöpselcontact, die ersten von Frommhold, von Siemens-Remak und von Stöhrer, der zweite von Brenner. Frommhold (pag. 34) gibt eine Beschreibung seines Zifferblatts, wornach auf eine gut isolirte kreisrunde Holzscheibe ein Messingring aufgesezt ist, der in 32 Theile zersägt wird, durch Einschnitte in der Richtung von Radien. In der Mitte des Rings sizt eine Metallaxe, um welche eine durch eine Feder nach unten gedrückte Kurbel sich dreht, so dass ihr vorderster Theil auf einem der 32 Theile aufliegt, bei der Drehung aber keinen Theil verlässt, ohne den folgenden oder vorhergehenden berührt zu haben.

Die 32 Elemente sind ungleichnamig mit einander verbunden, z. B. das Platin des ersten mit dem Zink des zweiten u. s. w. Ausserdem führt von jedem Platin ein Draht

zu einem Theil des Zifferblatts zur betreffenden Nummer;
die Befestigung des Drahts geschieht durch eine von unten
durch die Holzscheibe zum Messingstück gehende Schraube.
Der eine Zuleitungsdraht geht zum Zink des ersten Elements,
der andere zur Kurbelaxe und es ist nun sogleich klar, dass
soviel Elemente ungleichnamig eingeschaltet sind, als die
Zahl des Messingstücks sagt, auf welchem die Kurbel auf-
ruht. Die Messingstücke sind so nahe bei einander, dass,
wie oben gesagt, bei der Drehung keines verlassen wird,
ehe das nächste berührt ist. Damit ist erreicht, dass bei
allmähliger Vergrösserung oder Verkleinerung der Elementenzahl nicht jedesmal der Strom unterbrochen werde. Nach
unserer Regel der Verzweigung ist die Stromstärke beim
Uebergang von einem Messingkloz zum andern, während
also doppelter Schluss vorhanden ist, immer zwischen den
Stromstärken gelegen, die der einfache Schluss der zwei
Messingklöze gibt, also eine Zunahme oder Abnahme der
Stromstärke ohne raschen Wechsel gesichert. Damit der
Uebergang von 32 zu 1 nicht möglich sei, ist zwischen
beiden ein hervorragendes Elfenbeinblättchen eingeschoben.

Remak's Elementenzähler.   Handelt es sich um eine grosse Zahl Elemente, 50
oder 100, so würde der zu zerschneidende Messingring in
zu kleine Theile getheilt. Es ist dann der Stromwähler
von S i e m e n s - R e m a k mit zwei Kurbeln vorzuziehen.
Auch hier werden alle zur Disposition stehende Elemente
ungleichnamig verbunden. Die zwei Kurbeln bewegen sich
in zwei Halbkreisen neben einander, auf welchen je nach
der Gesammtzahl der Elemente verschiedene Zahlen von
oben abgerundeten Knöpfen angebracht sind. Die zwei
nächsten der beiden Halbkreise, mit 0 bezeichnet, sind metallisch verbunden.

Hat man z. B. 30 Elemente, so theilt man sie in
6 Gruppen von je 5 Elementen, bringt auf jeden Halbkreis
in gleichem Abstand von einander 6 abgerundete Messing-

Fig. 30.

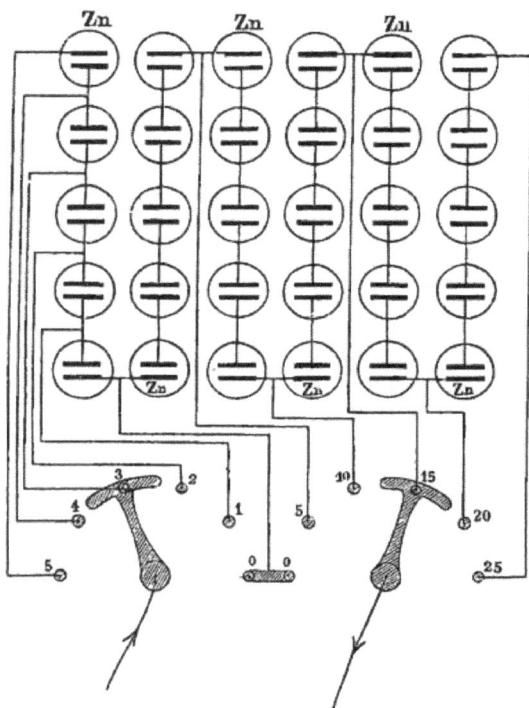

knöpfe an und bezeichnet die Messingknöpfe links von der
0 an mit den Ziffern 1 bis 5, die Messingknöpfe rechts von
der 0 an mit den Zahlen 5, 10, 15, 20 und 25. Jetzt wird
das erste Zink mit 5, der Verbindungsdraht zwischen dem
1. und 2. Element mit 4, der zwischen dem 3. und 2. Element mit 3, der zwischen dem 3. und 4. mit 2, der zwischen
dem 4. und 5. mit 1 und der zwischen dem 5 und 6 mit 0
verbunden. Nun wird von 5 zu 5 Elementen vorwärtsge-
gangen, das Verbindungsstück zwischen dem 10. und 11.
mit 5, zwischen dem 15. und 16. mit 10, zwischen dem 20.
und 21. mit 15, zwischen dem 25. und 26. mit 20 und
endlich das letzte Metall der Reihe — also Kupfer oder
Kohle, nicht Zink — mit dem Knopf 25 verbunden. Gehen

die Zuleitungsdrähte zu den Kurbelaxen, so sieht man leicht, dass soviel Elemente eingeschaltet sind, als die Summe der Zahlen beträgt, bei welchem die beiden Kurbeln stehen, sowie dass man jede Zahl Elemente zwischen 0 und 30 einschalten kann. Damit keine Unterbrechung des Stroms eintreten kann, tragen die Kurbeln am vordern schleifenden Theile kleine Kreisbogen so gross, dass beim Verlassen eines Knopfes ein zweiter schon in Berührung gekommen ist.

Jedoch ist zu bemerken, dass die Anschwellung des Stroms Sprünge macht, so oft die Kurbel rechts von einem Knopf zum folgenden geht. Steht sie z. B. auf 10 und hat man die Kurbel links allmählig auf 1, 2, 3, 4 5 eingestellt, wodurch statt 10 allmälig 15 Elemente eingeschaltet sind, und bringt man nun die Kurbel rechts auf 15, so ist die Zahl der eingeschalteten Elemente rasch auf 20 gestiegen. Insofern wäre der Zeigerkreis von Frommhold vorzuziehen.

Durch einen Schieber schaltet **Stöhrer** mehr oder weniger Elemente ein. Die Elemente — seine Zink-Kohlen-

Fig. 31.

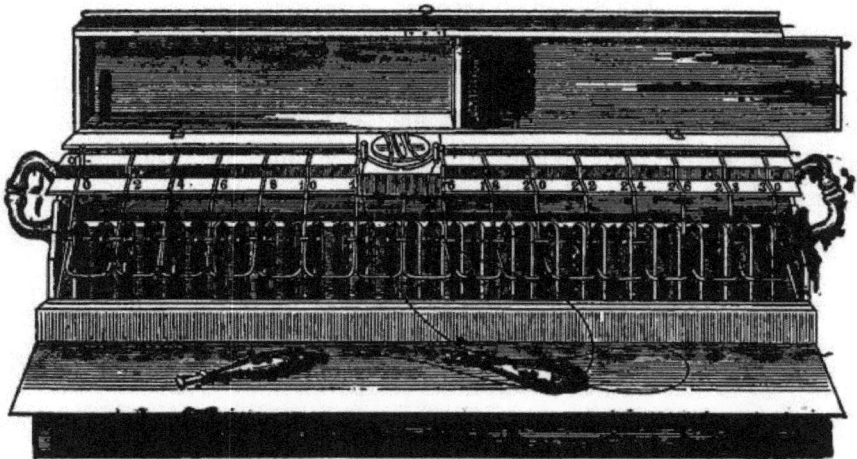

Tauchelemente — sind in zwei Reihen aufgestellt, die eine mit Zink, die andere mit Kohle beginnend. Die zwei ersten

der Reihe sind direkt verbunden, dann jede Kohle der ersten
Reihe mit dem folgenden Zink und jedes Zink der zweiten
Reihe mit der folgenden Kohle. Vom Verbindungsstück
läuft ein Messingstab, der die zwei Platten trägt, zu einem
Querholz, auf dem sich ein Schieber mit Federn bewegt,
von denen eine die Messingstäbe der einen Seite, eine
zweite die der andern beim Verschieben der Reihe nach·be-
rührt. Verbindet man die Leitungsschnüre mit den Federn,
so kann man durch passende Stellung des Schiebers 2 oder
4 oder 6 u. s. w. Elemente einschalten. Die Federn sind
gross genug, um erst dann einen Stab zu verlassen, wenn
ein anderer schon zur Berührung gekommen ist, um Unterbrechungen des Stroms zu verhüten. Mit diesem Schieber
lassen sich nur gerade Zahlen von Elementen einschalten.
Baur hat den Schieber verbessert, so dass auch die unge-
raden Zahlen eingeschaltet werden können, indem er eine
der schleifenden Federn um den Abstand zweier Elemente
verschiebbar macht. Fig. 32 stellt den Schieber von unten
vor: die schleifenden Federn stehen zur Hälfte über den

Fig. 32.

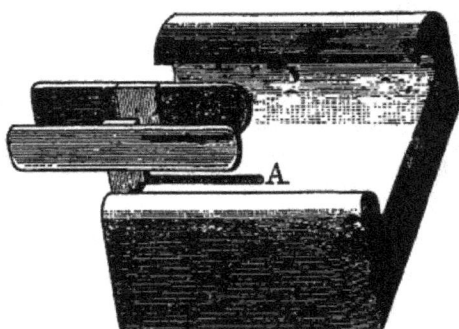

Schieber vor. Die eine kann in dem Schliz *A* um ihre halbe
Länge verschoben werden, so dass eine Verbindung zwischen
nicht gegenüberstehenden Elementen möglich ist, also eine
Einschaltung ungerader Zahlen.

Der Elementenzähler von B r e n n e r (Fig. 33) ist derselbe
wie der von Siemens-Remak, nur mit Stöpseln statt federn-
den Kurbeln *). Nach der ersten Beschreibung sind es bei
100 Elementen 22 kleine Metallbalken senkrecht zu zwei

Fig. 33.

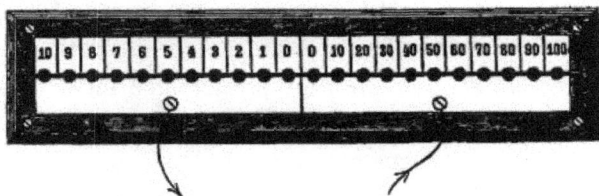

getrennten grössern gestellt, die in gleicher Art, wie bei
S i e m e n s - R e m a k mit den Elementen verbunden sind.
Die grossen Balken sind mit den Leitungsschnüren verbunden.
Die Zahl der eingeschalteten Elemente ist gleich der Summe
der Zahlen, bei welchen in der Abtheilung rechts und in
der links ein Stöpsel eingesteckt ist. Man kann natürlich
auch die kleinen Metallklöze in einem Halbkreis anordnen
(Fig. 34.), dessen Mitte die ebenfalls halbkreisförmig ge-

Fig. 34.

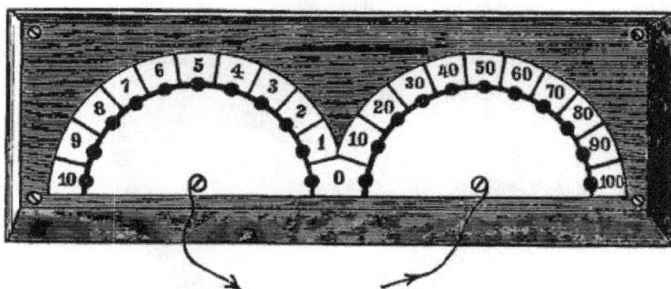

stalteten grossen Balken einnehmen. Es kann diese Anordnung von Vortheil sein, da der nöthige Raum nicht die
grosse Länge hat, wie bei der ersten Einrichtung. Soll bei
der Umstöpslung keine Unterbrechung stattfinden, so benüzt
man einen dritten Stöpsel, wie beim Stöpsel - Reostaten.

---

*) Elektrotherapie von Brenner Leipzig 1868. pag. 49.

Brenner zieht die Stöpselung der Federung vor, weil sie einen sicheren Kettenschluss garantirt. An der Richtigkeit dieser Ansicht ist nicht zu zweifeln (siehe S. 25), und es wird deshalb der Stöpselapparat immer vorzuziehen sein, wenn nur ganz geringe Stromschwankungen zulässig sind, wie dies nach Brenner bei den Sinnesnerven der Fall ist.

Brenner stellt sich hier eine Frage, die schon oben kurz berührt worden ist, inwiefern es nehmlich mit dem Elementenzähler allein möglich ist, Stromschwankungen zu vermeiden, und es gibt uns dies Gelegenheit, hier ausführlicher darauf zurückzukommen.

Brenner sagt pag. 50: „Gesezt es seien in einem Balkensysteme der Punkt 5, im andern der Punkt 30 verstöpselt, so hat man 35 Elemente in der Kette. Will man diese Zahl auf 25 reduciren, so hat man nur den dritten Stöpsel in den mit 20 bezeichneten Zwischenraum einzusetzen; der Strom geht jezt, auch wenn 30 verschlossen bleibt, nicht mehr durch den diesem Punkte entsprechenden Stöpsel, sondern durch den zulezt eingefügten."

Die lezte Behauptung ist, wie wir wissen, physikalisch nicht genau: der Strom hat jezt zwei Wege und es handelt sich darum, wieviel auf jedem Wege Electricität durchgeht. Diese Menge hängt ab von dem Widerstand der Drähte, welche von den Elementen zu den Metallklözen führen, von dem Widerstand der Elemente und von der Zahl der durch den Stöpsel mehr oder weniger einzuschaltenden Elemente. Ist, wie bei den gebräuchlichen therapeutischen Batterien angenommen werden kann, der Widerstand der Elemente sehr gross gegen den der Verbindungsdrähte der Elemente und Metallklöze, so ist die Behauptung Brenners nahezu richtig. Es ist gerade so, als ob in dem obigen Beispiel statt 20 Elementen noch ein Bruchtheil eines Elements, weiter eingeschaltet wäre, ein Bruchtheil, der gefunden wird, wenn man den Widerstand des Verbindungsdrahts mit

dem Metallkloze durch den des Elements dividirt, und dieser
Bruchtheil wird selten $\frac{1}{2}$ erreichen. Die Regel bleibt dieselbe, gleichgiltig wieviel Elemente ein- oder ausgeschaltet
werden sollen. Im obigen Beispiel würde also bei Einsezen
des dritten Stöpsels die Stromstärke zwischen der von 25
und 25$\frac{1}{2}$ Elementen liegen. (Anm. 10.)

Brenner macht dann auf den Uebelstand aufmerksam, der S. 94 namhaft gemacht wurde, dass bei einem Elementenzähler gewöhnlicher Construction Sprünge von 10
Elementen vorkommen. Er verband daher jedes einzelne
Element mit einem besondern Metallkloz, und hatte damit
die Einrichtung von Frommhold, nur für 100 Elemente, aber
auch einen „kostbaren und voluminösen Apparat." Aber
selbst diese Einrichtung wurde verworfen, weil doch immer
ein Sprung von einem Element stattfindet, und „diese kleinste
Schwankung ist für Sinnesorgane keineswegs klein genug."

Somit war eine Combination von Elementenzähler und
Rheostat geboten[11]), in der Art, dass der Rheostat in eine
Nebenleitung eingeschaltet wurde. Dadurch ist es nun
möglich, die Sprünge und Schwankungen auf ein Minimum
herabzubringen, wie es die Art und Weise des behandelten
Organs verlangt.

Dass es möglich ist, das wird folgendes Beispiel zur Genüge
zeigen. Man habe 30 Siemens'sche Elemente, der Elementenzähler
gestatte von 3 zu 3 fortzuschreiten; der Rheostat gestatte alle Zehner
von 10 bis 100 und dann alle Hunderter bis 1000, schliesslich noch
2000 einzuschalten.

Ist der Rheostat ganz ausgeschaltet, so dass der ganze Strom
durch den Leiter geht, dessen Widerstand 4000 sei, so sind die Stromstärken (in Tausendeln) bei verschiedener Elementenzahl folgende:

Elemente:	3	6	9	12	15
Stromstärke:	90	179	267	355	442
Elemente:	18	21	24	27	30
Stromstärke:	528	614	699	783	868

Sie wachsen also nahe wie die Zahl der Elemente, und es ist dies

---

11) Brenner pag. 54.

das Höchste, was sich überhaupt mit der gegebenen Zahl Elemente erreichen lässt. Zugleich ist die geringste vorkommende Abstufung in der Stromstärke im Durchschnitt 0,03. Sollte dies nicht genügen, so schaltet man den Rheostaten in der Zweigleitung ein. Was dies bewirkt, darüber gibt folgende Tabelle Auskunft:

Rheostat:	2000	1000	500	100	50	10	0
3 El.	89	88	87	78	67	36	0
6	173	171	167	136	106	45	0
9	264	256	244	185	133	49	0
12	344	333	312	222	152	51	0
15	435	416	385	257	167	53	0
18	500	476	435	277	175	54	0
21	590	555	500	303	185	55	0
24	667	625	555	322	192	55	0
27	770	715	625	344	200	56	0
30	831	770	667	357	204	56	0

Die Zahlen dieser Tabelle bedeuten die Stromstärke bei Anwendung von soviel Elementen, als vorn in derselben Horizontallinie steht und bei Einschaltung von soviel Einheiten in der Zweigleitung, als oben in gleicher Spalte steht; nur ist die Stromstärke, wie sie bisher bestimmt worden ist, mit 1000 multiplicirt, um Brüche zu vermeiden.

Bedenkt man zunächst, dass zwischen 1000 und 500, zwischen 500 und 100, zwischen 100 und 50, zwischen 50 und 10 noch 5 oder 4 Zwischenstufen liegen, wenn man auch nur nach Zehnern und Hundertern fortschreitet, und zwischen 10 und 0 noch 10 Zwischenstufen, so sieht man, dass wenigstens bei kleinerer Elementenzahl eine sehr grosse Zahl von Abstufungen möglich ist. Höchstens könnte die Frage entstehen, ob bei grosser Stromstärke die möglichen Abstufungen genügen. Die grösste Stromstärke beim gegebenen Widerstand 4000 ist 868 bei Anwendung aller Elemente und Ausschaltung des Rheostaten, die nächstfolgende bei 2000 Einheiten in der Zweigleitung 831, also etwa $\frac{1}{20}$ weniger, was wohl in den meisten Fällen genügt. Hat man vollends die Einrichtung, dass man die einzelnen Elemente aus- und einschalten kann, so erhält man natürlich noch viel mehr Zwischenstufen. Hätte der Rheostat nur 1000 Einheiten, dann wäre allerdings ein grösserer Sprung vorhanden zwischen der gänzlichen Ausschaltung und der Einschaltung von 1000 Einheiten als Zweigleitung.

Die Gefahr des Uebergangs von 2000 zu gänzlicher Ausschaltung scheint darnach nicht so gross, als sie Schiel (deutsches Archiv für klinische Medicin VII. pag. 298) auffasst. Ein 600ᵐᵐ langer Moderator hat doch auch seine Unbequemlichkeit, und wenn man bei

diesem auf den vollen Strom zurückgeht, so wird, wenn die Kupfer-
plättchen nicht durch eine Schraube verschoben werden, sicher auch
eine zu rasche Steigerung eintreten.

Insbesondere aber wird ein Sprung dadurch vermieden, dass man
die früher (pag. 35) gegebene Regel (von Renz) befolgt, zunächst zu
viele Elemente und zu wenig Zweigwiderstand einzuschalten: dann
wird man, wie die Tabelle zeigt, langsam aufwärts schreiten können.

Jedenfalls aber ist klar, dass man mit einem Rheostaten neben
einem Elementenzähler einen viel grössern Spielraum zur allmähligen
Abschwächung oder Steigerung des Stroms hat, als ohne denselben.
Darin liegt der grosse Werth des Rheostaten für den
Therapeuten.

2. Stromwender.

Zweck.

Um die Richtung des Stroms wechseln zu können, ohne
die Elektroden zu verstauschen, was zu viel Zeit in Anspruch
nimmt, müssen die von der Batterie oder von dem Elementenzähler ausgehenden Drähte zunächst zu einem besondern
Apparat geführt werden, welcher den Namen Stromwender oder Stromwechsler führt.

In der Therapie gebräuchlich sind nur federnde. Bei
Anwendung von Stöpseln ist die Dauer des Wendens zu
gross. Ist der Elementenzähler fest, wie bei Siemens-Remak,
Frommhold und Brenner, so ist es auch der Stromwender.
Der verschiebbare Elementenzähler von Stöhrer hat dagegen
auch einen mit ihm zu verschiebenden Stromwender.

Fig. 35.

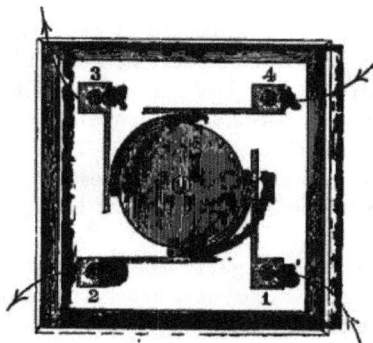

Der feste Stromwender
besteht aus einer nicht leitenden um eine vertikale Axe
drehbaren Scheibe, welche
an zwei entgegengesezten
Seiten mit leitenden Ring-
stücken besezt ist, die sich
auf etwas mehr als einen
Quadranten ausdehnen. In
Form eines Quadrats sind
vier Federn an vier in den

Ecken des Quadrats befestigten Messingklözen angebracht,
welche gegen die Scheibe hin pressen, und sobald die Ring-
stücke zwischen sie und die Scheibe sich stellen, mit ihnen
einen Contact bilden. Kommen die Batteriedrähte in zwei
in der Diagonale des Quadrats liegende Messingklöze, die
Elektroden in die zwei andern, so geht der Strom bei der
in der Zeichnung gegebenen Stellung der Scheibe von 1 zu
2, durch das Object nach 4 und von da nach 3. Wird jezt
die Scheibe um einen rechten Winkel gedreht im Sinn des
eingezeichneten Pfeils, so ist Verbindung zwischen 1 und 4
und zwischen 2 und 3 hergestellt, der Strom geht also von
1 nach 4, durch das Objekt zu 3 und dann zu 2 zurück,
also in umgekehrter Richtung durch das Objekt als vorher.
Die Drehung der Scheibe geschieht durch eine Kurbel,
welche durch einen Stift gehindert ist, über die zwei genannten Stellungen hinauszugehen, so dass man, ohne den
Stromwender im Auge zu haben, die Wendung vollziehen
kann.

Diese von S i e m e n s - R e m a k herrührende Einrichtung Vorrich-
hat für gewisse Versuche den Uebelstand, dass die Wendung tung zu raschem Wechsel.
nicht momentan erfolgt, dass zuerst der Strom unterbrochen
und erst nach der zu einer Viertelsumdrehung nöthigen Zeit
wieder geschlossen wird. Dem hat B r e n n e r abgeholfen,
indem er zu den Quadranten, welche mit den Federn in
Berührung kommen, noch ein weiteres Stück hinzufügte, das
man beliebig auf- und abwärts schieben kann. Wird es
abwärts geschoben, so schliesst es sich auf der einen Seite
genau an den Quadranten an, auf der andern lässt es einen
kleinen Zwischenraum übrig. Jezt hat die Feder blos diesen
kleinen Zwischenraum zu überspringen nöthig, um den Strom
zu wenden.

Die Figur 35^b zeigt die Einrichtung, welche ein weiteres
Stück auf die isolirende Scheibe A aufzusezen gestattet. Längs
der vertikalen Axe, um welche sich die Scheibe drehen lässt,

Fig. 35ᵇ.

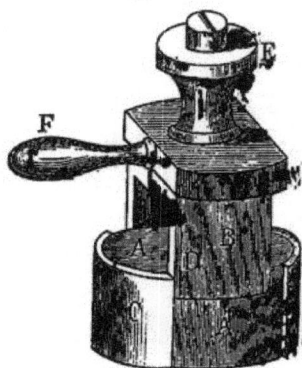

kann man den ganzen obern Theil des Apparats abwärts und dann wieder aufwärtsschieben. Dabei kommt das isolirte Messingstück B in die Fortsezung von C über die Scheibe A zu liegen, eben so entsprechend auf der Rückseite. Damit B in guter Verbindung mit C bleibe, ist es bei D eingesägt, um eine Federung herbeizuführen. Der Knopf E dient zum Auf- u. Abschieben, die Handhabe F zum Drehen des ganzen Apparats beim Stromwechseln. Baur hat diese Einrichtung ebenfalls beim Stöhrerschen Schieber angebracht, neben der Einrichtung zur Einschaltung ungerader Zahlen von Elementen. Er hat so einen Universalschieber geschaffen.

Gewöhnlich werden jezt die Stromwender in dieser Form unabänderlich ausgeführt, die Scheibe wird mit einem Messingring umgeben, welcher an zwei entgegengesezten Seiten durchsägt wird. Aber dann ist eine Unterbrechung des Stroms nur schwierig zu erzielen: in diesem Fall hätte man noch eine besondere, übrigens leicht zu beschaffende Einrichtung zur Stromunterbrechung anzubringen, am einfachsten durch einen Stöpsel.

3. Hilfsmittel zur Messung des Stroms.

a) Tangentenboussole.

Zweck der Tangentenboussole.
Die Messung der Stromstärke geschieht im Allgemeinen durch die Grösse der Ablenkung einer Magnetnadel und da innerhalb bestimmter Grenzen die Stromstärke der Tangente der Ablenkung proportional ist, so nennt man einen solchen Apparat eine Tangentenboussole.

Eine Magnetnadel schwebt horizontal auf einer Spize,

die in der Mitte eines getheilten Kreises angebracht ist,
auf welchem die Lage der Nadel abgelesen werden kann.
Die getheilte Scheibe lässt sich um eine vertikale Axe drehen
und durch diese Drehung kann man es dahin bringen, dass
die Nadel auf die Nullpunkte der Fig. 36.
Theilung einspielt. In der vertikalen Ebene durch die Verbin-
bindungslinie der Nullpunkte ist
mit dem getheilten Kreis fest verbunden ein Ring aus Holz oder
Hartkautschuk, um welchen eine
oder mehrere Windungen Draht
geführt sind. In der Ruhelage
befindet sich die Nadel gerade
unterhalb des Kreisrings und bei
geringer Ablenkung nicht weit davon. Es ist dann die Ablenkung
nicht sicher abzulesen, weil die Nadel von der Seite betrachtet werden muss. Man verbindet deswegen mit der Magnetnadel einen sehr leichten Zeiger — gewöhnlich von Alu-
minium — welcher die Nadel unter einem rechten Winkel
kreuzt. In diesem Falle ist auf der Theilung 0 und 90
vertauscht, weil nicht die Lage der Nadel, sondern des dazu rechtwinklichen Zeigers abgelesen wird.

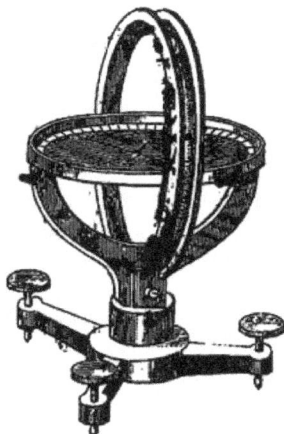

Geht der Strom durch eine Windung, so übt er einen
bestimmten Druck auf die Pole der Magnetnadel aus, einen
desto grössern, je stärker der Strom ist, er sucht die Nadel
senkrecht zur Windung zu stellen; der Magnetismus der
Erde aber strebt die Nadel in die Ebene der Windung zu-
rückzuführen, die Nadel nimmt somit eine Zwischenstellung
ein. Je kleiner die Magnetnadel im Verhältniss zum Durchmesser der Windung ist und je weniger die Nadel abgelenkt
wird, desto genauer gilt das Gesez, dass die Stromstärke
proportional der Tangente der Ablenkung der Nadel ist.

Wenn die Nadel eine Länge hat, welche grösser als ein Sechstel des Durchmessers der Windung ist, und wenn die Ablenkung über 50° geht, kann man auf die Genauigkeit des Gesezes nicht mehr rechnen.

Anwendung der Boussole. Wenn man mit einer solchen Tangentenboussole operirt, so zeigt es sich bald, dass starke Ströme eine viel grössere Ablenkung geben, als nach dem Tangentengesez zulässig ist und dass schwache Ströme so wenig auf die Magnetnadel einwirken, dass die Grösse der Ablenkung in Graden oder Minuten nicht mehr abgelesen werden kann. Und probirt man etwa eine andere Tangentenboussole, so stellt sich die Frage, wie lassen sich die Resultate vergleichen mit den bei der ersten erhaltenen.

In seiner Galvanokaustik *) sagt Bruns: »So einfach und leicht es scheinen möchte, mittelst der Tangentenboussole die Brauchbarkeit einer in Thätigkeit gesezten galvanischen Batterie behufs galvanokaustischer Verwendung zu beurtheilen, so stehen doch zwei Momente entgegen u. s. w.« Einmal gebe dieselbe Batterie an verschiedenen Boussolen verschiedene Ausschläge, und dann geben verschiedene Batterien, welche an derselben Boussole gleiche Ablenkung bewirken, sehr verschiedene In- und Extensität der Glühwirkung.

Die erste Bemerkung ist vollkommen richtig; die Stärke der Ablenkung der Magnetnadel hängt von der Windungszahl, vom Durchmesser der Windungen und von dem Widerstand aller Windungen ab. Kennt man diese Verhältnisse, so kann man allerdings einen Schluss auf die Stärke der Batterie machen, allein praktisch wird diese Untersuchungsart nicht sein. Der Therapeut wird die Tangentenboussole nur benüzen, um zu erkennen, ob eine Stromstärke gleich geblieben ist, die irgendwie vorher als passend gefunden worden ist. Man habe z. B. gefunden, dass zwei Grove im Stande sind, einen bestimmten Platindraht zum Glühen zu bringen, und dass dabei die Tangentenboussole einen bestimmten Ausschlag gibt, z. B. 60°. Wird die Batterie schwächer oder tritt irgend ein Fehler bei einer neuen Zusammenstellung ein, so wird dies die Boussole sogleich anzeigen. Das ist die einzige praktische Verwendung der Boussole.

Nur theilweise richtig aber ist die Behauptung, dass verschiedene Batterien, welche an derselben Boussole gleiche Ablenkung bewirken, sehr verschiedene In- und Extensität der Glühwirkung geben.

---

*) pag. 13.

Wenn Bruns angibt (pag. 14), dass zwei Zink-Eisen-Elemente bei seiner Boussole sowohl bei gleichnamiger als bei ungleichnamiger Verbindung den Ausschlag 80° gegeben haben, ebenso ein einziges Element gleicher und eines halber Grösse, so ist damit die beste Illustration gegeben, dass ein Ausschlag von 80° viel zu gross ist, um noch ein Maass für die Stromstärke geben zu können. Die Tangente von 80° ist 5,7, die von 83° schon 8,1 und die von 77° nur 4,3. Wenn nun schon beim Ablesen Fehler von einem Grad und mehr vorkommen können — namentlich wegen der Excentricität der Nadel zur Theilung — und wenn wegen unrichtiger Lage der Windungen zur Theilung Fehler von mehreren Graden bei grossen Ablenkungswinkeln zu erwarten sind, so sieht man, dass die Boussole in diesem Fall eben keinen Anhaltspunkt zum Messen mehr geben kann.

Nimmt man den Widerstand der Boussole zu einer Einheit an und gibt die Batterie B nach Bruns 80° Ausschlag, so gibt A 81 und C 78°, wenn das Tangentengesez gilt, die Batterie D nur 71. Man sieht also, dass die Theorie sehr nahe gleiche Ausschläge verlangt wenigstens bei den 3 ersten Combinationen. (D kann unter allen Umständen nur die halbe Stromstärke von A geben; dort muss also ein Irrthum obwalten.)

Wendet man dagegen eine andere Boussole an, mit grösserem Durchmesser oder weniger Windungen, so könnte man z. B. die Ablenkungen 60, 57, 51 und 37 oder 41, 38, 31 und 20 erhalten, und diese wegen ihrer Grösse noch zulässigen Ablenkungen zeigen deutlich die Verschiedenheit der Combinationen übereinstimmend mit den beobachteten Glühwirkungen.

Also wäre eine Anzahl Boussolen nöthig, um ·immer eine solche wählen zu können, bei welcher der Ausschlag nicht zu gross ist. Diesem Uebelstand kann man entgehen, wenn man von der Verzweigung des Stroms Gebrauch macht, wenn man den zu untersuchenden Strom in zwei Theile theilt, von denen nur einer durch die Boussole geht. Da man diese Theile beliebig reguliren kann, so kann man auch den Ausschlag beliebig gross werden lassen.

Verfahren bei verschiedenen Stromstärken.

Von dem Element E werden die Leitungsdrähte zunächst zum Rheostaten R geführt und dann weiter zu der Boussole B. Ist beim Rheostaten gar kein Widerstand eingeschaltet, so geht nahe der ganze Strom dort durch, die Boussole gibt höchstens einen ganz schwachen Aus-

schlag. Je mehr dagegen Widerstand durch den Rheostaten
eingeschaltet wird, desto weniger Strom geht durch ihn,
desto stärker wird die Nadel der Boussole abgelenkt. Und
wird der Rheostat ganz ausgeschaltet, so geht der Strom
ganz durch die Boussole (s. Fig. 12. S. 19).

In der Regel wird nun die Aufgabe folgende sein: eine
bestimmte Batterie gibt bei ausgeschaltetem Rheostaten einen
bestimmten Ausschlag, wie gross wird er, wenn eine gegebene Zahl Einheiten als Zweigleitung eingeschaltet wird?
Oder wenn man die Stärke des letzten Stromes kennt, wie
gross ist die des ersten?

Diese Aufgaben sind schon oben gelöst worden (pag. 20).
Hier ist die Voraussezung, dass der Widerstand der Batterie
gross sei gegen den der Boussole und Zweigleitung, welche
sehr klein sind. In diesem Fall ändert sich durch Zweigleitung der Gesammtwiderstand nur wenig, so dass der Saz
gilt: Es theilt sich der Strom, wie er ohne Zweigleitung
zu Stande kommt, im umgekehrten Verhältniss der Widerstände von Boussole und Zweigleitung, wenn diese eingeschaltet wird. (Anm. 11.)

Eine Tangentenboussole mit einer einzigen Drahtwindung habe
einen Widerstand von 0,01 Einheiten. Wenn als Zweigleitung 0,01
eingeschaltet wird, so wird der durch die Boussole gehende Strom
auf die Hälfte reducirt; wenn 0,02, auf $\frac{2}{3}$ u. s. w. Da aber das be-
nützte galvanische Element im Durchschnitt jedenfalls den Widerstand
1 leistet, so wird der Gesammtstrom nicht wesentlich geändert, ob
die Zweigleitung da ist oder nicht. Man erhält nehmlich ohne
Zweigleitung den Gesammtwiderstand 1,01 und mit Zweigleitung im
ersten Beispiel oben 1,005, im zweiten 1,007, was von 1,01 kaum
verschieden ist.

Man hat sonach die Regel, dass bei grossem Widerstand der Batterieleitung — viele ungleichnamig verbundene
Elemente mit grossem Widerstand — der durch die Boussole
ohne Zweigleitung gehende Strom nahe im Verhältniss des
Widerstands der Boussolenleitung zur Summe dieses und
des Widerstands der Zweigleitung bei Einschaltung dieser

vermindert wird. Wenn dagegen der Batteriewiderstand klein ist gegenüber dem der Boussole, so nimmt die Stromstärke nicht so bedeutend ab, und es ist dann eine besondere Berechnung nöthig.

Ebendeswegen wird diese Methode höchstens im ersten Fall — bei grossem Batteriewiderstand — angewendet werden. Die Tangentenboussole wird wohl nie eine grosse Rolle in der Hand des Therapeuten spielen, die Ableitung eines Resultats aus ihren Angaben ist zu complicirt. Zur Untersuchung einer Batterie mit grossem Widerstand wird man stets am besten die Wasserzersezung verwenden, wie schon S. 72 gesagt wurde. Bei kleinem Widerstand wird man direkte Proben machen, z. B. Glühversuche mit rohem Fleisch, wie Voltolini´(pag. 314) vorschlägt, oder aus der bekannten electromotorischen Kraft und dem bekannten Widerstand durch Rechnung zum Ziel kommen, wie sich weiter unten zeigen wird.

b) Multiplicator.

Handelt es sich um sehr schwache Ströme, so hat man *Zweck.* verschiedene Mittel, die Einwirkung auf die Magnetnadel zu vergrössern: entweder vermehrt man die Zahl der Windungen, wodurch bei gleich bleibendem Strom in gleichem Maas die Einwirkung auf die Magnetnadel wächst — solche Apparate nennt man Multiplicatoren — oder legt man die Windungen dicht an die Magnetnadel oder endlich beschränkt man deren Richtungskraft. Gewöhnlich wendet man diese drei Mittel zu gleicher Zeit an.

Was zunächst die Vermehrung der Zahl der *Vermehrung der Windungszahl.* Windungen betrifft, so ist klar, dass damit der Boussolen-Widerstand vermehrt, also der Strom geschwächt wird. Die Wirkung auf die Magnetnadel wird also nicht im Verhältniss der Vermehrung der Windungen zunehmen, sondern langsamer, und schliesslich wird eine Grenze kommen, wo weitere

Multiplication nichts mehr hilft, weil der Widerstand zu gross
wird. Die beste Wirkung tritt ja, wie wir wissen, dann ein, wenn
der Widerstand in der Boussole gleich der in der Leitung ist.
Handelt es sich z. B. um Nachweisung von Thermo-
strömen, bei welchen die ganze Leitung metallisch ist, so
darf man nicht zu viele Windungen nehmen, der Strom
würde bald zu sehr geschwächt, und man wendet möglichst
dicken Draht an, um keinen grossen Widerstand zu erhalten.
Will man dagegen etwa Ströme im thierischen Körper nachweisen, so darf der Widerstand der Windungen tausende von
Siemens'schen Einheiten betragen, man wird also möglichst
viele Windungen anwenden und sehr dünnen Draht, damit
alle Windungen der Magnetnadel so nahe als möglich liegen.

**Astati-
sche
Nadeln.**
Die Richtungskraft der Magnetnadel wird geschwächt,
indem man ein astatisches Nadelpaar anwendet, d. h.
zwei parallel, in Beziehung auf ihre Pole entgegengesetzt,
gestellte, fest mit einander verbundene Magnetnadeln, von
denen eine innerhalb, eine ausserhalb der Windungen schwingt,
beide an einem Coconfaden aufgehängt. Wären die Nadeln
genau parallel und enthielten sie genau gleich viel Magnetismus, so hätten sie gar keine Richtkraft, sie könnten in jeder
Lage in Ruhe sein, sie wären vollkommen astatisch: der
schwächste Strom würde sie senkrecht zu den Ebenen der
Windungen stellen. Es würde in der Figur 37 z. B. die

Fig. 37.

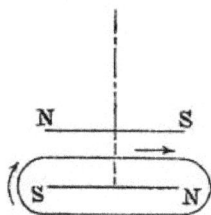

innere Nadel mit ihrem Südpol nach
vorn, die äussere mit dem Südpol nach
hinten ausschlagen, also die linke Seite
beider nach vorn, die rechte nach hinten
gehen. Die Nadeln wären nicht zu
brauchen, weil sie nicht einen mit der
Stärke des Stroms wachsenden Ausschlag

geben, sondern immer bei durchgehendem Strom in gleiche
Lage kommen würden.

In Wirklichkeit ist es aber auch unmöglich, solche

Nadeln herzustellen: sie
sind nie genau parallel und
nie genau gleich magne-
tisch. Wären sie genau parallel, aber ungleich magnetisch, so würden sie sich
in der Ruhe, wenn kein
Strom durchgeht, in der
Richtung Süd-Nord stellen,
wie es die stärkere beider
Nadeln verlangt. Wären

Fig. 38.

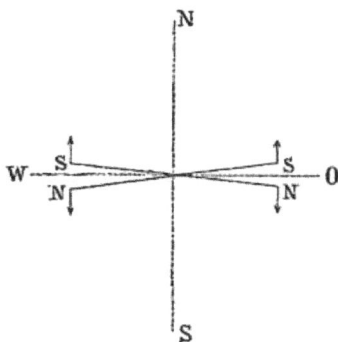

sie aber genau gleich magnetisch, dagegen nicht parallel, so
müsste sich ihre Halbirungslinie in der Richtung Ost-West
stellen, weil nur dann das Drehungsbestreben beider gleich ist.
(Fig. 38.) Da sie nun aber weder genau gleich magnetisch
noch genau parallel sind, so wird die Ruhestellung zwischen
die Richtungen Süd-Nord und Ost-West fallen.

Je mehr die gleiche Magnetisirung erreicht ist, desto
mehr nähert sich in der Ruhe das Nadelpaar der Richtung
Ost-West, desto kleiner ist die richtende Kraft des Erdmagnetismus, desto leichter werden die Nadeln abgelenkt.
Um die gleiche Magnetisirung möglich zu machen, nehme
man zwei Hälften einer gehärteten längern Nadel und magneti-
sire immer beide zugleich mit demselben Magnet und derselben Zahl von Strichen, wiederhole auch dieses Magneti-
siren von Zeit zu Zeit.

Es ist klar, dass die Ablenkung der Nadeln eines sol- Gradu-
chen Multiplicators oder Galvanometers im Allgemeinen Galvano-
nicht dem Tangentengeseze folgt. Will man also nicht blos meters.
das Vorhandensein eines Stroms nachweisen, d. h. das Instrument blos als Galvanoskop. verwenden, so muss man es
graduiren, indem man Ströme von verschiedener Stärke
durchgehen lässt. Da diese Ströme jedenfalls sehr schwach
sein müssen, lässt man den Strom eines Elements, das

möglichst constant ist — ein Siemens oder Meidinger — nur theilweise durchgehen und schwächt den Theilstrom durch einen Rheostaten. Es sei (Fig. 39.) E das Element, dessen Strom durch den Rheostaten und das Galvanometer geht. Man bringe durch Einschaltung eines gewöhnlichen Drahts D Rheostat und Galvanometer in einen, das Element in einen zweiten geschlossenen Kreis, und wähle die Länge von D so, dass der Ausschlag des Galvanometers etwa 80° beträgt. Dann kann man durch Einschaltung von Widerständen vermittelst des Rheostaten den Ausschlag herabbringen bis gegen Null, und die entsprechende Stromstärke berechnen, wenn man den Zweigwiderstand D und den Widerstand des Galvanometers kennt.

Fig. 39.

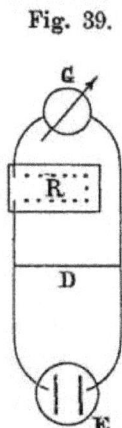

Ein Galvanometer mit 300 Windungen vom Widerstand 3,4 gab einen Ausschlag von 78°, wenn in der Querleitung 0,06 Siemens'sche Einheiten eingeschaltet waren und als Stromgeber ein Siemens'sches Element benützt wurde. Nimmt man die elektromotorische Kraft dieses Elements zu 12, seinen Widerstand zu 5, so ist noch der Widerstand zu bestimmen, welcher an die Stelle der Zweigleitungen gesezt werden kann. Statt der Querleitung denken wir uns eine Quecksilbersäule von 1^m Länge und $\frac{1}{0,06} = 17^{mm}$ Querschnitt, statt der Galvanometerleitung $\frac{1}{3,4} = 0,30$; die Vereinigung beider Säulen gibt eine von 17,3^{mm} Querschnitt; ihr Widerstand ist also $\frac{1}{17,3} = 0,058$ und somit die Stromstärke $\frac{12}{5,058} = 2,37$.

Bleibt man bei der ersten Decimalstelle stehen, was vollkommen genügt, so sieht man, dass die ganze Berechnung überflüssig ist, weil der Widerstand der Zweigleitung gegen den der Batterie verschwindet. Man wird also unbedingt $\frac{12}{5} = 2,4$ als Stromstärke nehmen.

Diese theilt sich im Verhältniss von 0,06 und 3,4 auf Galvanometer und Zweigleitung, so dass auf das Galvanometer $\frac{6}{346}$ von der Stromstärke 2,4 kommt. Der die Ablenkung 78° hervorbringende Strom hat also den Werth $\frac{14,4}{346} = 0,042$, d. h. er würde in einer Minute soviel Cubikcentimeter Gas im Voltameter bilden.

Wenn man nun folgende Widerstände einschaltete, fand man die unten stehenden Ausschläge:

Widerstand	0	5	10	20	50	100
Ausschlag	78	62	50	35	17	9

Die entsprechenden Stromstärken lassen sich direct berechnen. Die Stromstärke in der Batterieleitung ändert sich nach dem obigen kaum, wir nehmen sie constant zu 2,4 an, aber sie vertheilt sich verschieden auf die Zweige, weil der Widerstand der Galvanometerleitung vermehrt wird. Man erhält

$$\frac{6}{346}, \quad \frac{6}{846}, \quad \frac{6}{1346}, \quad \frac{6}{2346}, \quad \frac{6}{5346}, \quad \frac{6}{10346}$$

Theile des Gesammtstroms der Reihe nach, also die Stromstärken:

0,042, 0,017, 0,011, 0,006, 0,003, 0,001

Diesen Stromstärken würden nach dem Tangentengesez entsprechen die Ablenkungen:

78^0 62,5 50,5 34,7 16,9 8,9

also folgt das Galvanometer auffallend gut dem Tangentengesez.

Man sieht aus diesem Beispiel, wie diese einfachen Operationen das Wesen und die Brauchbarkeit eines Galvanometers unmittelbar vor Augen führen. Da dem eingeschalteten Widerstand 100 die Stromstärke 0,001 entspricht bei der Ablenkung 9^0, so würde einem Grad nahe ein Zehntausendel Stromstärke entsprechen, d. h. ein Strom, der die Galvanometernadeln um 1^0 ablenkt, würde in der Minute ein Zehntausendel Cubik-Centimeter Gas entwickeln.

c) Spiegelgalvanometer.

Ein Galvanometer ist nur für Ströme brauchbar, die *Zweck.* in verhältnissmässig engen Grenzen liegen (im vorhergehenden Beispiel zwischen 0,001 und 0,04): die Astasie der Nadeln ist durch deren Beschaffenheit gegeben, sie kann bei verschiedenen Untersuchungen nicht vergrössert und nicht verkleinert werden und es dauert ziemlich lange, bis die Nadeln bei einer bestimmten Ablenkung zur Ruhe kommen. Allen diesen Nachtheilen hilft man jetzt durch das S p i e g e l - g a l v a n o m e t e r ab.

Solange die Ablenkung einer Magnetnadel klein ist, ist die Stromstärke einfach proportional der Ablenkung, etwa bis zu zehn Grad; es wäre sonach am einfachsten, nur kleine Ausschläge zu benüzen. Bei den gewöhnlichen Galvanometern geht dies nicht, weil bei kleinen Ausschlägen die

Ablesungsfehler von zu grossem Einfluss sind, man braucht
ein künstliches Mittel um sehr kleine Ausschläge genau bestimmen zu können. Dazu dient die von P o g g e n d o r f
angegebene und in der neuern Zeit so oft als möglich von
den Physikern zu genauen Messungen angewendete Spiegelablesung. Es wird mit dem abzulenkenden Magnet ein kleiner
Spiegel fest verbunden, diesem Spiegel gegenüber ein Fernrohr in einer Entfernung von einigen Metern aufgestellt;
und ein getheilter Maassstab, der beim Fernrohr horizontal
angebracht und gegen den Spiegel gekehrt ist, durch das
Fernrohr im Spiegel betrachtet. Das Fernrohr enthält ein
Fadenkreuz, und es ist klar, dass wenn man in der Ruhelage des Magnets einen bestimmten Strich des Maassstabs
am verticalen Faden sieht, bei einer kleinen Drehung des
Spiegels dieser Strich verschwindet und an seine Stelle ein
anderer tritt. Der Maasstab bewegt sich scheinbar im Ge-
sichtsfeld der Fernrohrs, in Wirklichkeit ändert sich nur
die Lage des Bilds des Maassstabs, weil der Spiegel sich
dreht. Auf diese Weise kann man mit aller Leichtigkeit
und Schärfe Minuten und kleinere Winkel messen.

Sieht man durch das Fernrohr F gegen den Spiegel,
Fig. 40.

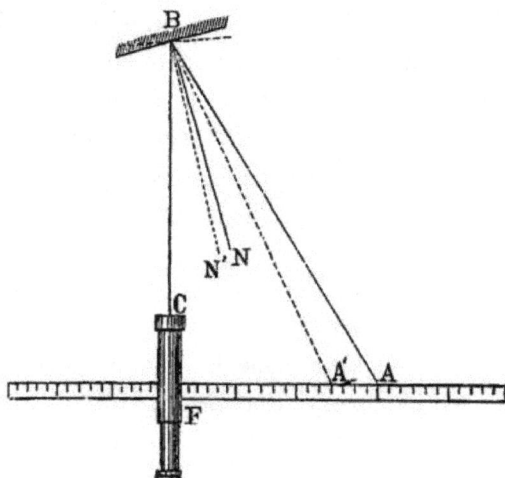

so erkennt man, wenn das Ocular richtig gestellt ist, einen
bestimmten Theilstrich A, welcher so liegt, dass ein von
ihm ausgehender Strahl in der Richtung der Gesichtslinie
zurückgeworfen wird, wenn die Linie AB mit der Normalen BN
zum Spiegel denselben Winkel macht, wie diese mit der Gesichtslinie BC. Dreht sich der Spiegel, so bleibt BC fest,
BN dreht sich um denselben Winkel, wie der Spiegel. Wird
Winkel CBN z. B. kleiner um NBN', also auch ABN um gleichviel, so wird der ganze Winkel CBA um das Doppelte des
Drehwinkels NBN' kleiner. Sieht man also jetzt den Theilstrich A', wo vorher A stand, so ist ABA' der doppelte Dreh-
winkel des Spiegels und daher des Magnets. Bloss der
Deutlichkeit wegen ist A weit seitwärts vom Fernrohr angenommen, in Wirklichkeit werden BA und BA' nahe senkrecht
auf dem Maassstab stehen, und dann ist die Grösse des
Winkels leicht aus dem Abstand AA' und der Entfernung des
Spiegels vom Maassstab zu schäzen. Ein Gegenstand, der
60 mal so weit entfernt ist, als seine Breite beträgt, erscheint unter einem Winkel von einem Grad. Ist also AA'
z. B. 10 Millimeter und die Entfernung des Spiegels von
dem Massstab 3^m oder 3000^{mm}, so ist die lezte 300 mal so
gross, also der Winkel ABA' der fünfte Theil eines Grads
oder 12 Minuten. Ein Millimeter der Skala würde sonach $1,2$
Minuten entsprechen. Geht man mit dem Maassstab noch
weiter weg, so kann man den Werth eines Millimeters
einem noch kleinern Winkel entsprechen lassen. Jedenfalls
sieht man, dass man Winkel ablesen kann, welche beim
gewöhnlichen Galvanometer nicht mehr unterscheidbar sind.

Um den Strom in beliebiger Stärke einwirken lassen zu
können, werden die Windungen auf verschiebbaren Rollen Windungen auf verschiebbaren Rollen.
angebracht, welche dem Magnet innerhalb weiter Grenzen
genähert oder von ihm entfernt werden können. Hat man
noch mehrere Rollen mit verschiedener Zahl von Umwick-
lungen oder auf derselben Rolle mehrere Systeme von

Windungen, so kann man durch passende Auswahl und
Stellung der Rollen in jedem beliebigen Fall auskommen.

Um die Richtkraft des Magnets zu beschränken,
wird ein grösserer Magnetstab gleicher Stellung — den
Nordpol auf der Seite, wo der Nordpol des Magnets ist —
angebracht, an einem vertikalen Stabe über ihm verschiebbar, so dass er beliebig genähert werden kann. Man findet
dabei leicht die Grenze, wo die Einwirkung des Magnetstabs stärker ist als die des Erdmagnetismus, wo also der
vorher nach Norden stehende Pol des Magnets nach Süden
umschlägt. Bezeichnet man sich diese Stellung, so kann
man durch Annäherung des Magnetstabs an dieselbe die
Richtkraft des Magnets mehr und mehr beschränken, das
Instrument dadurch immer empfindlicher machen.

Ausser diesen Vortheilen erreicht man noch. den, dass
der Magnet bei Ablenkungen rasch zur Ruhe kommt, wenn
man eine dämpfende Kupfermasse anwendet. Arago
hat zuerst die Beobachtung gemacht, dass eine über einer
Kupferplatte schwingende Magnetnadel rascher zur Ruhe
kommt, als wenn die Kupferplatte nicht da ist. Faraday
hat nachgewiesen, dass die bewegten Magnetpole in der
Kupferplatte Inductionsströme hervorrufen, welche die Bewegung der Pole mässigen. Es ist dies um so mehr der
Fall, je näher die Metallmasse, in welcher die Ströme inducirt werden, an der Magnetnadel liegt. Bei den gewöhnlichen Galvanometern ist unter der obern Nadel eine Kupferplatte als Dämpfer angebracht. Bei dem Spiegelgalvanometer von Edelmann in München (Preis 100 fl.) ist die
Nadel oder der kreisförmige Magnet so dicht von einer
grossen Kupfermasse umgeben, dass die Schwingungen beinahe augenblicklich aufhören, wenn eine Ablenkung statt-
gefunden hat. Da es aber manchmal überflüssig ist, eine
so starke Dämpfung anzuwenden, so ist dafür gesorgt, dass die
dämpfenden Kupfermassen von Magnet entfernt werden können.

Ein solches Galvanometer mit Spiegelablesung, verschiebbaren Rollen und verstellbarer Dämpfung ist das vollkommenste Messinstrument für den galvanischen Strom, das es gibt; es wird sicher mehr und mehr bei genauern Arbeiten zur allgemeinen Geltung kommen. Allerdings aber ist seine Aufstellung verhältnissmässig complicirt, und beansprucht viel Raum, da der Beobachter von dem empfindlichen Instrument möglichst entfernt sein sollte.

Fünftes Kapitel.

Ausbreitung des Stroms.

Wir haben bis jezt den galvanischen Strom betrachtet, Lineare Leiter. wie er in einem Leiter mit durchweg gleichem Querschnitt oder, wie man sagt, in einem linearen Leiter verläuft. Bei den Verzweigungen kamen allerdings verschiedene Querschnitte vor, aber bei jedem Zweig war wieder durchweg der Querschnitt gleich. Da nun die Stromstärke durch die Menge Electricität bedingt ist, welche in der Zeiteinheit durch einen Querschnitt hindurchgeht, so ist bei überall gleichem Querschnitt auch die in der Zeiteinheit durch die Flächeneinheit gehende Electricitätsmenge durchweg gleich, oder die Stromstärke ist für gleiche Theile des Querschnitts gleich.

Anders ist die Sache, wenn die Electricität in einen Leiter beliebiger Form. beliebig gestalteten Leiter übergeht, bei dem von einem bestimmten Querschnitt nicht die Rede sein kann, z. B. den thierischen Körper oder einen Theil desselben. Die Electricität strömt hier an einem bestimmten Punkte oder längs einer bestimmten Fläche ein, verbreitet sich nach allen Seiten hin, hauptsächlich den besten Leitern folgend, und eilt dann wieder von allen Seiten dem Ausströmungspunkte oder der Ausströmungsfläche zu. Es ist klar, dass hiebei ver-

8*

schiedene Theile der ganzen durchströmten Masse verschieden betroffen werden, dass es sich nicht um die Menge Electricität überhaupt handelt, sondern eben um diejenige, welche einzelne Theile trifft. Die Bestimmung dieser muss aber auf dasselbe Gesez zurückgeführt werden, das bei der Verzweigung anzuwenden ist, dass nehmlich die Electricitätsmenge umgekehrt proportional dem Widerstand sich vertheilt.

Strom-
verbrei-
tung in
einer
Kreis-
scheibe.　　Es gibt sehr wenig Fälle, in welchen das Problem der Ausbreitung des Stroms in einem Körper gelöst ist. Als Beispiel soll hier eine kreisförmige Platte von überall gleicher Dicke und gleichem Widerstand, also z. B. eine homogene Metallplatte, angeführt sein.

Fig. 41.

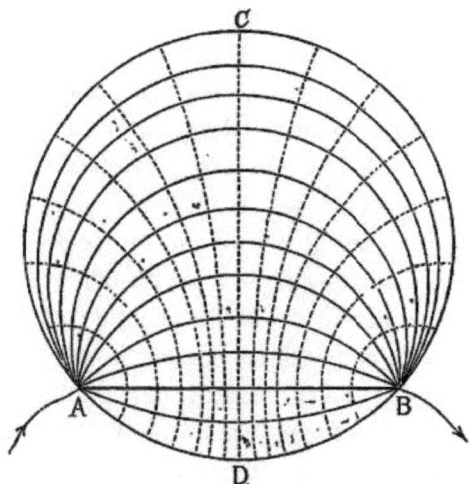

Wenn an dem Umfang der Platte in den Punkten A und B der Strom ein- und austritt, und man durch A und B beliebige Kreisbögen zieht, so weit sie innerhalb des Kreises fallen, so sind dies die Curven, in welchen die Strömung vor sich geht, die Stromfäden; sie sind in der Figur ganz ausgezogen. Zieht man ferner Kreise, welche die vorigen und den Umfang der Platte senkrecht durch-

schneiden, so sind sie Curven gleicher Spannung oder iso-
electrische Curven; sie sind in der Figur gestrichelt
gezeichnet. Sezt man die Enden zweier von einem empfindlichen Galvanometer kommenden Drähte in zwei Punkten
einer solchen Curve auf, so zeigt das Galvanometer keinen
Strom an: denn an beiden Punkten ist die Spannung gleich,
also keine Ursache vorhanden, dass die Electricität in der
einen oder andern Richtung ströme. Sezt man dagegen die
Drähte auf zwei verschiedene Spannungskurven auf, so zeigt
sich augenblicklich ein Strom, desto stärker, je weiter die
Spannungskurven aus einander sind. Die electrische Spannung nimmt von der Eintritts- bis zur Austrittsstelle ab,
wie das auch im sonstigen Verlauf des Stroms in der Richtung desselben stattfindet; und die Menge Electricität, die
durch das Galvanometer abgeleitet wird, ist proportional
dem Spannungsunterschied an den beiden aufgesezten Drähten.

Die Stromdichte ist am grössten am Ein- und Ausströmungspunkt A und B, am kleinsten längs der Geraden CD;
denn durch die kleinen Flächen A und B muss dieselbe
Electricitätsmenge hindurch, wie durch den grossen Querschnitt, dessen Dimensionen die Gerade CD und die Dicke
der Platte sind. Betrachtet man irgend zwei aufeinander-
folgende der ganz ausgezogenen Curven (der Strömungs-Cur-
ven), so sieht man, dass dieselben vom Einströmungspunkt
aus sich entfernen und dann wieder nähern. Die Dichte
des Stroms nimmt also vom Einströmungspunkt an ab, um
dann wieder zum Ausströmungspunkt zuzunehmen. Bei einem
gleichartigen Körper würde also unbedingt an der Einströ-
mungs- und Ausströmungsstelle die Wirkung der Elektricität am grössten sein, weil dort durch dieselbe Fläche am
meisten Elektricität durchgeht.

Die in der Therapie zu behandelnden Körpertheile be-
stehen aus verschiedenen Substanzen mit verschiedenem
Widerstand, und selbst wenn dieser etwa nach allen Rich-

tungen hin bekannt wäre, bliebe doch die Aufgabe ungemein schwierig, die Strömungskurven und Spannungskurven
zu bestimmen. Praktisch lassen sich dieselben in gleicher
Art auffinden, wie oben gezeigt wurde, nehmlich durch ein-
gesteckte Nadeln und Beobachtung des Stroms, der von
diesen Nadeln zu einem Galvanometer geht. (Burkhardt
in Basel.)

Ferner ist klar, dass, wenn ein bestimmter Theil des
Körpers, z. B. ein bestimmter Nerv vorzugsweise getroffen
werden soll, es nicht gleichgiltig ist, wo man die Elektroden
aufsezt. Die Ansazpunkte sind so zu wählen, dass der Nerv
von dem Strom leichter erreicht wird, als jeder andere
Körpertheil, und dass die Ableitung des Stromes möglichst
günstig sei. Bei der grossen Verschiedenheit des Widerstands, welchen die verschiedenen Körpertheile dem Durchgang des Stroms entgegensezen, wird es selbst bei genauester
anatomischer Kenntniss nicht möglich sein, jene Punkte des
Eintritts und Austritts des Stroms a priori anzugeben.
Dass sie vorhanden sind, dass es sogenannte „motorische
Punkte" gibt, hat zuerst Duchenne nachgewiesen. Er
spricht von Localisirung des Stroms auf einzelne Körpertheile, und weist die Möglichkeit nach, ohne die physikalische Ursache anzugeben. Ziemssen hat eine grosse Anzahl
motorischer Punkte festgestellt und angegeben, wie man sich
eine physikalische Vorstellung der Erscheinung bilden könne.
Davon ausgehend, dass die Nerven ungefähr doppelt so schlecht
leiten, als die Muskeln, schliesst er, dass „tiefer liegende
Nerven nur dann gereizt werden können, wenn man im
Stande ist, die verschiedenen, durch feuchte Leiter von einander getrennten Widerstände durch kräftige Compression
mittelst der Electrode zu einem grossen Widerstande zu
vereinigen," und findet dies durch Beobachtungen am Lebenden bestätigt. „Sehr begünstigend für das Zustandekommen
completer Contractionen auf intramuskulärem Wege, be-

sonders bei grossen und breiten Muskeln, ist die Vergrösserung der Contactfläche an den Enden der Elektroden."
„Die Strombahn, welche von der grossen Contactfläche aus
in den Muskel eintritt, ist viel umfänglicher, als die der
feinen Electrode. Somit werden von der erstern eine weit
grössere Zahl von motorischen Nervenfasern gereizt werden,
als von der letztern." Als Zwischensaz würde der Physiker
noch einschieben, dass bei grosser Oberfläche der Elektrode
gerade der Hauptwiderstand, der der Haut, weniger auf
Verminderung der Stromstärke einwirkt. Die ins Innere
gelangende Stromstärke ist grösser, wenn durch Vergrösserung der schlecht leitenden Hautfläche der Widerstand derselben vermindert wird.

Aehnlich spricht sich Rosenthal aus (pag. 186). Er
betrachtet die Haut als nahezu gar nicht leitend und lässt
die Electricität ihren Weg durch die Schweisskanälchen oder
andere enge Wege nehmen. Nimmt man eine grosse Elektrode, so findet der Durchgang durch die Epidermis an
vielen Punkten statt, um so grösser ist die absolute Stärke
des Stroms (weil, sezen wir hinzu, mehr Wege für die Electricität offen sind, also mehr zuströmen kann). An jedem
einzelnen Punkte aber, an welchem der Strom die Epidermis durchbricht, wird die Stromdichte dieselbe Grösse erlangen, als bei Anwendung eines Drahts als Elektrode an
diesem einen Punkt. (Denn pag. 22 haben wir den Saz aufgestellt, dass jede Zweigleitung soviel Stromstärke erhält,
als ob andere Zweige nicht da wären, wenn der Widerstand
in der Batterie gegen den der Zweigleitungen zu vernachlässigen ist, was hier zutrifft.) An den Punkten, wo der
Strom beim Eindringen die Epidermis verlässt, wird er eine
grosse Dichte haben, hier ist eine starke Erregung sensibler
Nerven möglich.

Ebenso im Einklang mit den bisher festgestellten Begriffen ist die weitere Ausführung Rosenthals (pag. 188),

dass das Aufsezen einer grossen Elektrode auf die wohl
durchfeuchtete Haut die Stromstärke an einer zweiten pinsel-
förmigen Elektrode nabe verdopple, da der Hauptwiderstand
eben in der Epidermis liegt, und die eine Hälfte desselben
bei grosser Elektrode auf wohl durchfeuchteter Haut wegfällt; dass eine zweite grosse Elektrode auf durchfeuchteter
Haut die Stromstärke beträchtlich mehre, so dass tiefer
liegende Muskeln und Nerven, ohne Schmerzgefühl in der Haut,
erregt werden können.

Form der Elektro-den.   Die Form der Electroden spielt bei dieser Ausbreitung
der Electricität eine grosse Rolle. An und für sich betrachtet,
abgesehen von dem Uebergang aus Elektrode in den Körper,
ist es vollkommen gleichgiltig für die Stromstärke, welche
Form, welchen Querschnitt man der Elektrode gibt: sie ist
von Metall, ihr Widerstand im Ganzen, sowie der Widerstand ihrer einzelnen Theile ist so klein, dass er merkliche
Abschwächung nicht bewirken kann. Von Bedeutung kann
nur sein, wie bei verschiedener Form die Ueberleitung des
Stroms in den Körper vor sich geht.

Zunächst kommt hier der Querschnitt der Elektrode in
Betracht: ist er gross, so ist auch die Fläche gross, durch
die der Strom übergehen kann und in gleichem Maasse,
in welchem die Fläche wächst, steigt auch die Stromstärke
(nach dem schon oben angeführten Saz pag. 22).

Die besondere Form der Elektroden — Platte, Knopf,
Nadel oder Pinsel — bedingt ausser der Stromstärke auch
noch die Stromdichte. Die Platte gibt die grösste Stromstärke bei kleinster Stromdichte. Wegen dieser geringen
Stromdichte trifft jede kleine Fläche weniger Electricität, es
wird die betreffende Stelle · geschont; es kann sogar möglicherweise, wenn sich unter der Haut ein dünner guter
Leiter in der Nähe befindet, in diesem die Dichte grösser
sein, als an der Eintrittsfläche. Der Knopf als kleinere
Platte bildet den Uebergang zur Nadel, bei welcher die

grösste Dichtigkeit erreicht wird. Der Pinsel gibt eine Reihe getrennter Eintrittsstellen mit grösserer Dichtigkeit.

Bei der Elektrolyse kommt die Ausbreitung des Stroms Electro-lyse. in Betracht, da zunächst der Strom durch die Elektroden eingeführt wird und von da aus in der ganzen Flüssigkeit sich vertheilt. Am dichtesten ist die Electricität an den Electroden, hier wird also die Wirkung am grössten sein. Unter Umständen erfolgt elektrolytische Wirkung überhaupt erst, wenn die Dichte möglichst vergrössert wird, so beim Inductionsapparat, welcher Wasser nur zersetzt, wenn die Elektroden Platindrähte sind, die in Glasröhren eingeschmolzen nur an den äussersten Enden mit der Flüssigkeit in Berührung kommen. Dadurch wird auf möglichst kleinem Raum möglichst viel Electricität concentrirt.

Auch in der Therapie wird bei der Electrolyse die Stromdichte vermehrt, wenn man eine oder mehrere Nadeln als Kathoden anwendet, freilich nicht vollständig, da ein nicht leitender Ueberzug nicht practicabel ist (Bruns pag. 129). Werden-mehrere Nadeln verwendet, welche gleich weit von der Anode entfernt sind, so wird die Wirkung an jeder ungefähr dieselbe sein — sie wäre genau dieselbe, wenn der Widerstand nach allen Seiten gleich wäre. Sind aber die Nadeln verschieden entfernt, so wird die Wirkung nahe den Abständen umgekehrt proportional sein. Hat man z. B. 3 Nadeln mit den Abständen 1, 2 und 3, so wäre die Grösse der Wirkung der Reihe nach 1, $\frac{1}{2}$, $\frac{1}{3}$ oder in ganzen Zahlen 6, 3, 2.

Sechstes Kapitel.

Induction.

Wenn in die Nähe eines geschlossenen Leiters ein Entste-hung von Strom oder ein Magnetpol gebracht, oder wenn in seiner Induc-tions-strömen.

Nähe plözlich ein Strom geschlossen oder ein Magnetpol
erzeugt wird, so entsteht in dem Leiter ein momentan dauernder Strom entgegengesezter Richtung, beim Entfernen des
Stroms oder Pols, beim Oeffnen des Stroms und Aufhören
des Magnetismus der gleich gerichtete. Man nennt solche
Ströme Inductionsströme, weil sie durch Vertheilung
der Electricität — englisch *induction* — hervorgebracht
werden.

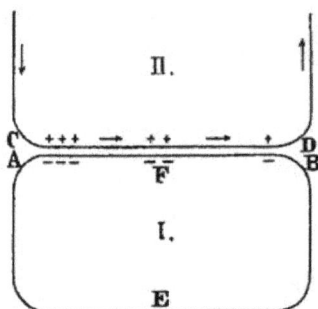

Wenn z. B. in dem Leiter II. (Figur 42.) ein Strom
im Sinn des Pfeils plözlich eingeführt wird, so ist nach
unsern frühern Anschauungen in
C mehr positive Elemente angesammelt als in *D*, was durch 3
Pluszeichen bei *C*, eines bei *D*, und
zwei in der Mitte bezeichnet sein
soll. Die positive Electricität nimmt
von *C* bis *D* stetig ab. Auf den
in nächster Nähe liegenden Theil
AFB des geschlossenen Leiters I.
muss jene Anordnung der Electricität in der Art einwirken, das nach *A*
viel, nach *F* weniger, nach *B* noch weniger negative Electricität
gezogen wird. In dem geschlossenen Leiter muss also eine Bewegung negativer Electricität von *B* nach *A* stattfinden. Dies
ist auf zwei Wegen möglich: entweder geht negative Electricität von *B* über *F* nach *A* oder von *B*·über *E* nach *A*.
Der lezte Strom wird angewendet und beobachtet, er geht
gleich dem entgegengesezten Strom positiver Electricität von *A*
über *E* nach *B*, und da dieser fortgesezt von *B* über *F* nach *E*
gehen würde, so sagt man, es werde der dem plözlich auf-
tretenden Strom entgegengesezte inducirt.

Dieser inducirte Strom dauert nur solange, als Zeit
nöthig ist, um die neue Vertheilung der Electricität im Leiter
hervorzubringen, also bei der grossen Geschwindigkeit der

Fig. 42.

Electricität ungemein kurz. Ist die Vertheilung fertig, so
bleibt die Electricität in Ruhe, solange der Strom in II ungeändert bleibt, weil in II die Vertheilung der freien Electricität ebenfalls gleich bleibt. Hört der Strom in II auf,
so stellt sich im geschlossenen Leiter I wieder der ur-
sprüngliche Zustand her, was abermals durch einen momentanen Strom, aber von entgegengesezter Richtung als vorher, geschieht. Es entsteht ein dem ursprünglichen Strom
in II gleichgerichteter Inductionsstrom.

Sollen diese Inductionsströme von bedeutenderer Wirkung Verstär-
kung
der In-
sein, so muss die Einwirkung des Hauptstroms beträchtlich ductions-
ströme.
vervielfältigt werden, und dies geschieht, indem man den
Hauptstrom durch eine grosse Zahl von Windungen gehen
lässt, in deren nächster Nähe wieder eine grosse Zahl von
Windungen angebracht ist, in welchen der Inductionsstrom entstehen soll; man wendet eine inducirende und
eine inducirte Drahtrolle an, die in einander geschoben
werden.

Der Siz der elektromotorischen Kraft dieser Inductions- Elektro-
moto-
rische
ströme ist an jeder Stelle zu suchen, wo die Einwirkung Kraft.
der inducirenden Rolle statt hat, also längs aller Windungen
der inducirten Rolle; sie fehlt nur in den Leitungsdrähten,
in welche die Rolle ausmündet. Daraus folgt, dass die elektromotorische Kraft proportional der Zahl der Windungen
ist, und da jede Windung der Hauptrolle oder primären
Rolle, durch welche der Strom gesendet wird, auf jede
Windung der secundären Rolle einwirkt, so ergibt sich, dass
die elektromotorische Kraft proportional dem Produkt der
Windungszahlen beider Rollen ist. Ausserdem ist klar, dass
die elektromotorische Kraft des inducirten Stroms proportional der Stärke des inducirenden ist.

Man kann somit die elektromotorische Kraft des Inductionsstroms beliebig vermehren, indem man die Zahl der
Windungen beider Rollen vermehrt. Allein damit wird zu-

gleich der Widerstand vermehrt. In der primären Rolle
hat dies den Nachtheil, dass der Hauptstrom geschwächt
wird und damit zugleich der Inductionsstrom. In der secundären Rolle hat die Vermehrung des Widerstands keinen
Nachtheil, wenn der inducirte Strom selbst grossen Widerstand findet, wie das bei der Anwendung in der Therapie
stets der Fall ist.

Beste Con-
struction
einer In-
ductions
rolle.
Geht man davon aus, dass eine bestimmte Kupfermasse
zu den Rollen verwendet werden soll, was ungefähr mit
der Forderung einer bestimmten Handlichkeit oder eines
bestimmten Preises zusammenfällt, so kann man folgendermassen auf die beste Art der Construction schliessen: Nimmt
man z. B. die zehnfache Windungszahl, so muss man eine
zehnmal so grosse Länge des Drahts anwenden, also, weil
die Kupfermasse gleich bleiben soll, den Querschnitt zehnmal so klein nehmen: in Folge jeder dieser Aenderungen
wird der Widerstand zehnmal so gross, in Folge beider zusammen also hundertmal so gross.

Für die primäre Rolle hat man sonach nicht viele Windungen dicken Drahts zu verwenden, weil sonst der Hauptstrom zu sehr geschwächt und damit die Inductionswirkung
vermindert wird, die secundäre Rolle mag beschaffen sein,
wie sie will. Mit der Zahl der Windungen der primären
Rolle wächst die Einwirkung auf die secundäre in gleichem
Verhältniss, der Widerstand dagegen im quadratischen, also
ist offenbar kleine Windungszahl geboten. Es ist natürlich
noch ein weiter Spielraum in der Wahl der Windungszahl
vorhanden, denkt man sich aber Zahl und Art der Elemente,
die man benüzen will, gegeben, so muss, wie wir wissen,
für die beste Wirkung der Widerstand in ihnen dem in der
primären Rolle gleich sein. Ebenso folgt umgekehrt, dass
bei gegebenem Inductionsapparat der Widerstand der primären Rolle Anhaltspunkte gibt für die zu benüzenden
Elemente.

Ein mittelgrosser Inductionsapparat von Rhümkorff hat etwa 200 Windungen eines 2,5^{mm} dicken Kupferdrahts, deren Widerstand nahe 0,5 beträgt. Sonach erhält man bei Anwendung von

1 Grove   den Strom $\dfrac{21}{0,7+0,5} = 17,5$

2 Grove gleichnamig . . . . . $\dfrac{21}{0,35+0,5} = 24,7$

6 Leclanché gleichnamig . . . . $\dfrac{16}{0,5+0,5} = 16$

10 Meidinger gleichnamig . . . . $\dfrac{11}{0,5+0,5} = 11$

Man wird also wohl die Leclanché vorziehen, da die Grove jedesmal frisch zu füllen sind. Die Elemente sind gleichnamig zu verbinden, da es sich um Ueberwindung eines kleinen Widerstandes handelt. Die Zahl derselben ist dadurch bestimmt, dass der reducirte innere Widerstand, d. h. bei gleichnamiger Verbindung der Widerstand eines Elements dividirt durch die Zahl der Elemente dem äussern Widerstand möglichst nahe kommen muss.

Der Widerstand der secundären Rolle desselben Apparats beträgt etwa 1300 Einheiten, in 20000 Windungen eines 9000^m langen und 0,4^{mm} dicken Kupferdrahts. Dieser Widerstand ist noch beträchtlich geringer, als der des thierischen Körpers oder eines Theils desselben. Würde es sich also um therapeutische Zwecke handeln, so könnte die Zahl der Windungen des secundären Drahts noch vermehrt werden, vielleicht auf das 1½fache, und in gleichem Maass der Querschnitt reducirt. Der Widerstand würde dann $\frac{9}{4}$. 1300 = 2925, also noch nicht zu gross.

Wollte man dagegen die Zahl der Windungen des primären Drahts etwa verdoppeln, um das Produkt der zwei Windungszahlen zu erhöhen, so würde der Draht den halben Querschnitt erhalten, der Widerstand 4mal so gross, also 2,0 werden und in Folge dessen bei den oben genannten Elementen die Stromstärke bei richtiger Combination folgendermassen erhalten werden:

1 Grove $\dfrac{21}{0,7+2,0} = 7,8$

2 Grove ungleichnamig $\dfrac{21}{0,7+1,0} = 12,4$

6 Leclanché 2 Gruppen
von 3 gleichn. verb. $\dfrac{16}{1,0+1,0} = 8,0$

10 Meidinger 2 Gruppen
von 5 gleichn. verb. $\dfrac{11}{1,0+1,0} = 5,5$

Es würde also die Stromstärke auf die Hälfte abnehmen und somit Nichts gewonnen sein, da das Produkt der Windungszahlen nur das Doppelte erreicht. Dagegen ist es offenbar einfacher, 200

Windungen dickeren Drahts aufzuwinden, als 400 Windungen dün-
neren, und darum wird die obige Einrichtung vorzuziehen sein.

Es ergibt sich somit deutlich die Regel, zur primären Rolle
wenig Windungen dicken Drahts, zur secundären viele Windungen
dünnen Drahts zu nehmen.

Verstär-
kung der
Induc-
tion
durch
Eisen. Der Inductionsstrom in der secundären Rolle entsteht
auch, wenn man ihr einen Magnetpol nähert oder wenn man
einen solchen in ihrer Nähe entstehen lässt. Seine Wirkung
ist dieselbe, wie die eines Stromes, welcher im Sinn des
Zeigers einer Uhr circulirt, wenn man bei abgewendetem
Nordpol den Südpol betrachtet. Schiebt man also in die
primäre Rolle ein weiches Eisen und über die primäre die
secundäre, so wird in dem Moment, wo der Strom in die
primäre Rolle geschickt wird, das Eisen magnetisch und
wirkt ebenso inducirend, wie der Strom, der den Magnetismus hervorgebracht hat; der Inductionsstrom wird also verstärkt. Geht der Strom nicht mehr durch die primäre
Rolle, so hört auch der Magnetismus des Eisens auf und
dieses Aufhören wirkt wieder im gleichen Sinn wie das
Oeffnen des Stroms in der primären Rolle, der Eisenkern
verstärkt also die inducirende Wirkung des Hauptstroms
beim Schliessen und Oeffnen. Dazu kommt aber noch eine
weitere Wirkung: in dem Eisenkern als geschlossenem Leiter
entsteht durch den primären Strom ein Inductionsstrom,
wie in der secundären Rolle, entgegengesetzt dem Hauptstrom, wirkt also diesem entgegen bei seinem Entstehen,
und in gleichem Sinn beim Vergehen; er schwächt so den
Inductionsstrom anfangs und verstärkt ihn nachher, ver-
längert also seine Dauer auf Unkosten seiner momentanen
Stärke; es wird die gleiche Menge Electricität in längerer
Zeit fortgeführt und damit die Wirkung vermindert. Diese
schädliche Wirkung wird grossentheils gehoben, wenn man
statt des soliden Eisenkerns einen aufgeschlizten Cylinder
von Eisen anwendet, in welchem der Inductionsstrom keine
regelmässige Bahn findet, also schwerer zu Stande kommt,

oder ein Bündel von Eisenstäben, die unter sich isolirt sind.

Da der Inductionsstrom nur zu Stande kommt, wenn
der Hauptstrom geschlossen oder geöffnet wird, so ist ausser den Rollen mit Eisenkern noch eine Einrichtung nöthig, um das Schliessen und Oeffnen in kurzen Perioden hervorzubringen, ein Selbstunterbrecher. Die Rollen mit diesem verbunden geben dann den Inductionsapparat. Der in der Therapie gebräuchlichste ist der Schlittenapparat von Dubois-Reimond, er soll zunächst näher betrachtet werden.

In dem verticalen Ständer N ist die primäre Rolle A befestigt, innen den Eisenkern tragend. Ueber dieser Rolle lässt sich die secundäre B verschieben, indem sie auf einem Holzstück sitzt, das in einem Falz sich bewegt. Auf dem Holzstück sind zwei Messingsäulen angebracht, in welche die Enden der secundären Rolle münden. Die Enden der primären Rolle gehen zu den Messingsäulen x und y, von x geht der Draht weiter nach e, dann um die Elektromagneten M und zur Messingsäule f, von y durch einen Draht und ein horizon-

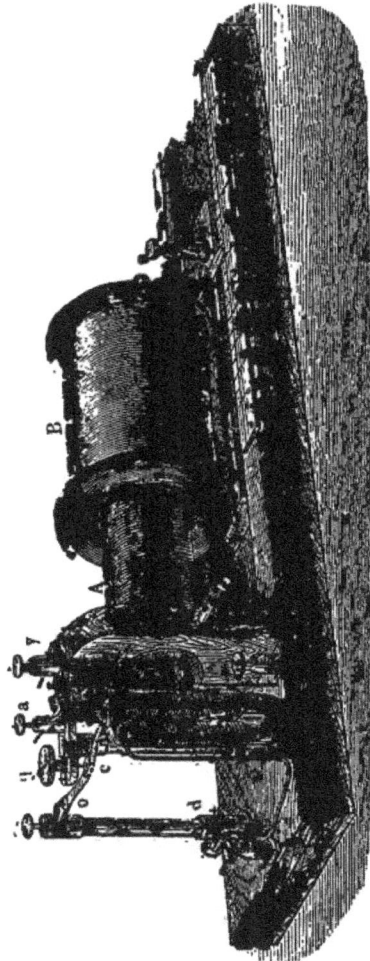

Fig. 43.

tales Messingplättchen zu der Schraube q, welche in eine
Platinspize endigt. Diese liegt auf einem Platinplättchen c
auf, welches durch die Messingfeder o gegen die Spize an-
gedrückt wird; die Messingfeder ist in der Messingsäule d
fest, und trägt am Ende einen eisernen Anker n, welcher
sehr wenig oberhalb der Enden der Elektromagnete sich
befindet.

Tritt der Strom in d ein, so geht er durch die Feder o
und die Schraube q zur primären Rolle, von da zur Säule x,
um die Electromagneten und von der Säule f zur Batterie
zurück. Der Strom ist geschlossen, in der secundären
Rolle B entsteht der inducirte Strom, und kann durch die
auf dem verschiebbaren Holzstück stehenden Messingsäulen
fortgeleitet werden. Die Elektromagnete ziehen den Anker
n an, er geht abwärts, nimmt mit der Feder o das Platinplättchen c von der Platinspize der Schraube q weg
und unterbricht dadurch den Strom. In der Rolle B entsteht der umgekehrt gegen vorher gerichtete Oeffnungs-
inductionsstrom und bei c springt ein lebhafter Funke über.

Weil zugleich der Elektromagnet seinen Magnetismus
verliert, geht die Feder o nach oben und der Hauptstrom
wird wieder geschlossen, es wiederholt sich alles bisherige
in Perioden, welche der Schwingungszeit der Feder o entsprechen.

Das ist der einfache Vorgang der Sache, daran knüpfen
sich aber eine Reihe von Erwägungen, welche für die
Wirkung des Apparats von grosser Bedeutung sind.

Schlies-
sungs-
und
Oeff-
nungs-
funke.
Zunächst zeigt sich, wenn man die Feder, welche abwechselnd den Hauptstrom öffnet und schliesst, mit der
Hand langsam nach oben und unten führt, dass beim Schliessen
zwischen Platinplättchen und Platinspize kein Funke oder
nur ein sehr schwacher auftritt, beim Oeffnen dagegen ein
lebhafter. Diese Erscheinung rührt daher, dass in der
primären Rolle selbst beim Oeffnen und Schliessen ein indu-

cirter Strom entsteht, dem man im Gegensaz zu den andern inducirten Strömen den besondern Namen „Extrastrom" gegeben hat, der jedoch den allgemeinen Gesezen der inducirten Ströme folgt, also beim Schliessen dem Hauptstrom entgegengesezt, beim Oeffnen ihm gleichgerichtet ist. Erfolgt die Schliessung, so wirkt der Extrastrom dem Hauptstrom entgegen, die Wirkung ist eine geschwächte: einmal ist die Spannung der Electricität nicht so gross, dass ein merkbarer Funke überspringen könnte, und zweitens wird der inducirte Strom in der secundären Rolle B schwach sein, weil auch hier Extrastrom und Hauptstrom einander entgegenwirken. Beim Oeffnen dagegen hat der Extrastrom gleiche Richtung mit dem Hauptstrom, sie werden also zusammen verstärkte Wirkung ausüben, ein lebhafter Funke wird die Spannung der Electricität an der Unterbrechungsstelle ausgleichen und der inducirte Strom in der secundären Rolle wird nahezu verdoppelt auftreten. Daher rührt es, dass bei den inducirten Strömen der secundären Rolle nur die Oeffnungsströme von Wirkung sind, die Schliessungsströme gegen dieselben nahe verschwinden — im Gegensaz zu den gewöhnlichen elektromagnetischen Apparaten.

Werden die Leitungsdrähte bei f und a eingeschraubt, und die Elektroden auf einen thierischen Körper aufgesezt, so kann der Hauptstrom entweder den oben angegebenen Weg verfolgen oder von der Säule d zur Säule a durch den Körper gehen; da aber der Widerstand des Körpers mehrere tausendmal grösser ist, als der der primären Rolle, so wird der Strom nahezu ganz durch die Rolle gehen. Wird nun der Strom unterbrochen, so hat er beim Verschwinden nebst dem zugleich entstehenden gleich gerichteten Extrastrom wieder zwei Wege, entweder durch den Körper oder bei c von der Platinspize zum Platinplättchen. Anfangs, solange der Abstand dieser zwei noch sehr klein ist, also auch der Wider-

stand beim Uebergang noch nicht gross, wird er hier übergehen, um so mehr da der Funke selbst besser leitet, als
die Luft. Es wird also zunächst der Hauptstrom diesen
Weg machen, dann der Extrastrom, welcher beim Verschwinden des Hauptstroms entsteht, und wenn der Abstand von
Spize und Platte zu gross wird, gehen beide durch den
Körper. Bei dieser Wirkung ist die secundäre Rolle ganz
überflüssig, es wird nur der Extrastrom der primären
benüzt.

Einen principiellen Unterschied zwischen Extrastrom und secun-
därem Strom kann es physikalisch nicht geben. Duchenne behauptet eine specifische Verschiedenheit, Rosenthal und Erb
weisen sie entschieden zurück.

Condensator.
Der Funke, der zwischen Platinspize und Platinplättchen überspringt, macht eine längere Dauer des Extrastroms
möglich, so dass auch der Eisenkern seinen Magnetismus
verhältnissmässig langsam verliert. Wenn aber die gleiche
Menge Electricität mit grösserer Geschwindigkeit den Körper
durchläuft, so ist die physiologische Wirkung stärker. Es
ist also von Interesse, jene Verzögerung zu vermeiden
und es geschieht dies durch Anwendung eines Condensators.

Verbindet man die Platinspize mit der einen, das Platinplättchen mit der andern der Belegungen einer Leydner
Flasche, so kann beim Oeffnen, wenn Spize und Plättchen
sich trennen, die Electricität in die Belegungen abströmen,
und bleibt dort bis zum folgenden Schliessen gebunden. Es
wird also beim Oeffnen der Funke geschwächt, weil nicht
soviel Electricität wie ohne Condensator überzugehen hat.
Damit wird die Dauer des Extrastroms verkürzt, der Eisenkern verliert seinen Magnetismus rascher und in Folge
dessen steigt die physiologische Wirkung des Inductionsstroms. Für das Schliessen hat der Condensator keine
Wirkung: es wird momentan mehr Electricität zugeführt,

(nehmlich ausser der von der Batterie kommenden auch die in der Leydner Flasche gebundene) aber damit auch der Extrastrom verstärkt, und da dieser dem Hauptstrom entgegenwirkt, so wird durch die vermehrte Zuführung Nichts gewonnen.

Um nicht eine Leydner Flasche oder zu grösserer Wirkung mehrere neben dem Apparat aufstellen zu müssen, wird ein besonders construirter Condensator in compendiöser Form unter dem Apparat angebracht. Eine Anzahl Platten Stanniol liegen durch Wachspapier isolirt in einem Kästchen, die erste, dritte, fünfte u. s. w. unter sich und mit der Platinspize, die zweite, vierte, sechste u. s. w. unter sich und mit dem Platinplättchen verbunden.

Der Condensator verstärkt die physiologischen Wirkungen, weil er ein schnelles Entwickeln des Extrastroms, ein rasches Aufhören des Magnetismus des Eisenkerns und in Folge dessen einen kurz dauernden inducirten Strom bewirkt. Eine bestimmte Menge Electricität geht in kürzerer Zeit durch den thierischen Körper und wirkt dabei energischer. Wenn man dagegen statt des thierischen Körpers ein Galvanometer einschaltet, so ist die Wirkung mit und ohne Condensator dieselbe; bei der elektromagnetischen Wirkung handelt es sich nur um die absolute Menge Electricität, die ankommt, nicht um die Geschwindigkeit, mit der sie sich bewegt; ein länger dauernder schwacher Druck kann die Nadel ebenso stark ablenken, als ein kurz dauernder starker Druck. Bei den Nerven dagegen wird durch längere Dauer nicht ersezt, was an Stärke fehlt.

Die Wirkung der primären Rolle auf die secundäre ist am grössten, wenn ihre Mitten zusammenfallen, und nimmt mit der Entfernung der Mitten ab, weil die Inductionswirkung mit der Entfernung abnimmt. Durch eine angebrachte Skala kann man den Grad der Verminderung bezeichnen. Doch lässt sich keine allgemeine Regel geben,

in welchem Grade die Wirkung abnimmt (siehe später), da
dies von den Dimensionen, Zahl der Umwindungen und
Durchmesser der Rollen, abhängt. Es muss also die Abschwächung für jeden einzelnen Apparat besonders untersucht werden, sei es durch Rechnung, sei es durch Beobachtung.

Ein weiteres Mittel, den Strom abzuschwächen, ist es,
den Eisenkern mehr oder weniger auszuziehen.

Stöhrers
Apparat.   In anderer Weise, unmittelbar mit den erregenden
Elementen verbunden, hat S t ö h r e r seine Inductionsapparate

Fig. 44.

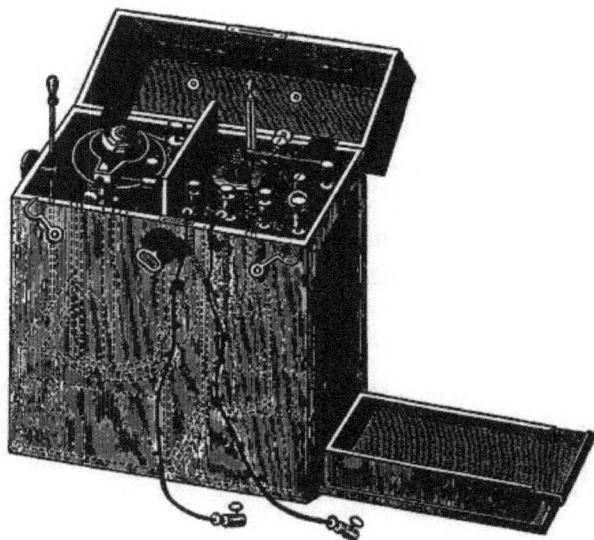

construirt, hauptsächlich um sie bequem transportabel zu
machen. Die Figur 44 zeigt einen einfachern nur mit einem
Element. Die eine Hälfte eines Holzkastens nimmt das
Element in Anspruch, die andere der Inductionsapparat.
Das Element ist ein Zink-Kohlenelement in verdünnter
Schwefelsäure oder in Chromsäure ohne Zelle, zum Heben
eingerichtet. Zink und Kohle sind oben fest, das Glasge-

fäss mit der Säure kann mehr oder weniger gehoben werden, damit die Metalle eintauchen. Dies geschieht durch den Metallstab links, der in beliebiger Höhe durch die aussen angebrachte Schraube festgestellt werden kann. Bei dem Inductionsapparat stehen die Axen der Rollen vertikal, unbeweglich; die mit S bezeichneten Säulen geben den secundären Strom, die mit P bezeichneten den primären oder Extrastrom. Zur Abschwächung dient hier nicht eine Verschiebung der Inductionsrolle, sondern eine verschiebbare Metallröhre, welche zwischen dem Eisenkern und der inducirenden Rolle auf- und abgeschoben werden kann. Bei der tiefsten Lage umgibt sie den Eisenkern vollständig, es entsteht in ihr durch Einwirkung des im Eisenbündel entstehenden und vergehenden Magnetismus ein inducirter Strom, welcher seinerseits wieder auf die Entwicklung des secundären Inductionsstroms und des Extrastroms in der Art einwirkt, dass ihre Bildung verzögert wird. Mit der Verzögerung nimmt aber die Intensität der physiologischen Wirkung ab. Die Einwirkung auf die Magnetnadel ändert sich nicht (Althaus pag. 34 nach Dove).

In der Therapie handelt es sich keineswegs darum, besonders starke Inductionsapparate anzuwenden. Die in der Physik benüzten von Rhümkorff und Stöbrer geben schon so heftige Schläge, dass sie kaum einzeln auszuhalten sind, auf keinen Fall längere Zeit hindurch. Es wird in der Therapie die Anwendung des Condensators ganz überflüssig sein und man wird die Zahl der Windungen in weitem Spielraum modificiren können, ohne dass die Anwendung des Apparats wesentlich leidet. Ebendeswegen hat man sich aber auch bei jedem Apparat, da sie so vielfältig construirt werden, zu versichern, wie gross der Widerstand der Rollen und wie gross die Zahl der Windungen ist, das erste um zu wissen, welche Elemente am besten verwendet werden, das zweite um ein Maass für die Wirkung

zu haben. Diese Zahlen sollte jeder Mechaniker
seinem Apparat aufdrücken.

Die bisher betrachteten Inductionsmaschinen heissen
elektromagnetische, weil der elektrische Strom als Erreger

Fig. 45.

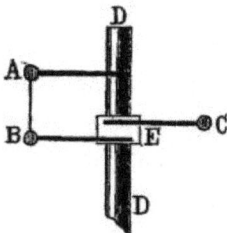

dient und die Wirkung durch Magnetisirung eines Eisens erhöht wird. Eine
andere Gattung von Inductionsmaschinen
benüzt bleibende Magnete, vor deren
Polen Inductionsrollen vorübergehen,
sie heissen magnetoelektrische. Die
erste derartige wurde von Pixii
construirt (1832) und wird jezt hauptsächlich in der Form angewendet, welche ihr Saxton gegeben hat.

An den Polen eines starken Hufeisenmagnets können
zwei Kupferdrahtrollen, die auf einer Axe sizen, durch
Drehen dieser vorübergeführt werden. Bei der Näherung
gegen den Nordpol wird ein Strom von bestimmter Richtung, bei der Entfernung der umgekehrte inducirt: da von den
symmetrisch zur Axe gestellten Rollen die eine dem Nordpol
oder Südpol sich nähert, während die andere sich entfernt,
so erhält man in den zwei Rollen jederzeit entgegengesezte
Ströme, kann diese aber durch passende Verbindung der
Enden in gleicher Richtung weiter leiten.

Es seien die einen Enden mit der metallischen Axe D
(Fig. 45) die andern mit dem auf der Axe isolirt aufsizen-
den Metallring E verbunden. Wird die Axe gedreht, so
werden die entgegengesezten Ströme der Rollen in gleicher
Richtung z. B. in die Axe D übergehen. Auf dieser Axe
schleift eine Feder, die zur Messingsäule A führt, diese ist
mit der Messingsäule B leitend verbunden und von der
lezten geht eine Feder zu dem Ring E. Es geht also der
Doppelstrom von D über A und B nach E, ein Strom,
dessen Intensität mit der Annäherung der Rollen an die

Pole wächst bis zu dem Moment, wo die Rollen den Polen am nächsten stehen. Jezt hat der Inductionsstrom seine grösste Stärke: in diesem Moment wird er unterbrochen, indem die auf dem isolirten Ring E schleifende Feder über eine Höhlung geht und ausser Berührung mit dem Ring tritt. Die Electricität kann nun den Weg von D nach E nicht mehr verfolgen, es springt ein Funke über wie bei der Feder des Schlittenapparats, der grössere Theil aber geht durch die Nebenschliessung. Es schleift nemlich auf dem Ringe E noch eine weitere Feder, die zur Messingsäule C führt. Ist also bei A und C ein thierischer Körper eingeschaltet, so geht der Strom selbst und der im Moment des Abbrechens des Stroms entstehende Extrastrom durch ihn. Solange dagegen die Feder B auf dem Ring schleift, ist die Leitung über B und A um soviel besser, dass auf dem Wege von C nach A kein merklicher Strom stattfindet.

Nun entfernen sich die Rollen von den Polen, es entstehen die entgegengesezten Inductionsströme von vorher, sie wachsen wieder an, während einer halben Umdrehung, indem sie sich von einem Pol entfernen und dem andern nähern, und dann werden sie unterbrochen, indem die Feder B über eine zweite Höhlung hingeht. Durch den Körper geht jezt Strom und Extrastrom mit entgegengesezter Richtung.

Ein magnetoelektrischer Apparat gibt also abwechselnd Ströme der einen und andern Richtung, beide gleich stark, im Gegensaz zu den elektromagnetischen Apparaten, welche ebenfalls abwechselnd gerichtete Ströme geben, aber von sehr verschiedener Intensität. Will man nur die Ströme einer Richtung, so lässt man auf dem isolirten Ring eine Höhlung weg, wobei freilich die Hälfte der Arbeit verloren geht.

St ö h r e r hat solche Apparate mit mehreren Magneten construirt und zugleich dafür gesorgt, dass alle Ströme mit

Fig. 46.

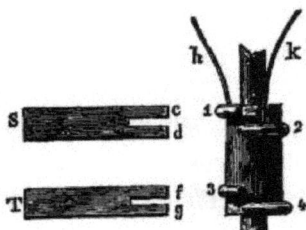

gleicher Richtung durch den Körper gehen. Auf der Rotationsaxe sizen zwei unter sich und gegen die Axe isolirte Metallröhren 2,3 und 1,4, die erste mit dem Draht k, die zweite mit dem Draht h verbunden. Dieselben tragen halbkreisförmige, abgerundete, stählerne Wülste, von denen 1 uud 4 auf das eine, 2 und 3 auf das andere Metallrohr aufgelöthet sind. Die Federn S und T, welche die Elektroden aufnehmen, sind gespalten. Die Enden c und d von S schleifen auf 1 und 2, die Enden f und g von T auf 2 und 4; aber jedes nur während einer halben Umdrehung. Schleift c auf 1, so schleift f auf 3, die Enden d und g sind frei. Der Strom geht von h nach S, durch den Körper nach T und zurück nach k. Verlässt c den Wulst 2, so schleift d auf 2, g auf 4; der Strom geht von h über 4 und g nach T, durch den Körper und über S, d und 2 nach k, also in entgegengesezter Richtung.

Da aber der Strom sich auch umkehrt, so geht er beidemal in gleicher Richtung durch den Körper.

Bequem sind diese Apparate, da man keine galvanischen Elemente nöthig hat; ein Nachtheil derselben ist, dass sie mit der Hand in Bewegung gesetzt werden müssen, also nur eine Hand zum Operiren übrig bleibt. Die Wirkung lässt sich modificiren durch langsameres oder schnelleres Drehen, da zugleich damit der Strom mit kleinerer oder grösserer Geschwindigkeit abgebrochen wird, in viel weitern Grenzen aber dadurch, dass man einen Eisenanker gegen die Pole des Magnets hinschiebt. Dabei wird der Magnetismus mehr und mehr gebunden und daher die Induction geschwächt. Verbindet der Anker die Pole unmittelbar, so verschwindet die Wirkung nahezu.

Viel verwendet scheinen die Apparate in der Therapie nicht, wenigstens sagt E r b, dass die früher vielfach in Gebrauch gewesenen magneto-elektrischen Rotationsapparate jezt ganz verlassen seien.

Die Ungleichheit des Verlaufs des Oeffnungs- und Schlies-
sungsstroms eines elektromagnetischen Inductionsapparats
kann man grösstentheils
beseitigen, wenn man
nach Helmholtz eine
Nebenschliessung an-
bringt *). Der eine Pol
der Batterie K wird mit
der die schwingende
Feder o tragenden Mes-
singsäule d verbunden.
Von dieser Säule führt
vermittelst der Klemm-
schraube α eine Drahtverbindung direkt zu
dem einen Ende y der
inducirenden Drahtrolle
A. Das andere Ende x

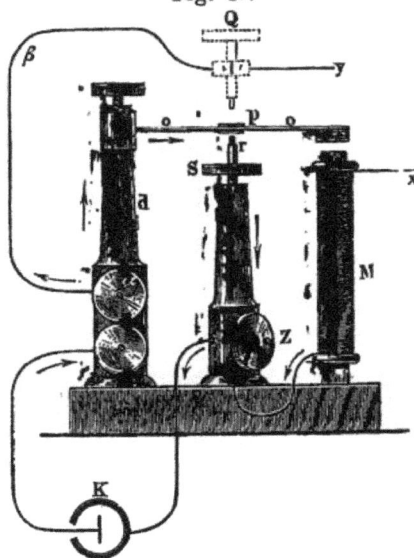

Fig. 47.

derselben ist in Verbindung mit den Umwindungen des
Elektromagnetes M, welcher sich unter dem vorderen, den
Anker tragenden Ende der Feder o befindet. Das andere
Ende der Umwindungen ist mit der Messingsäule Z und
diese wiederum mit dem zweiten Pole der Batterie K ver-
bunden. Oben trägt die Säule Z eine Messingschraube S,
die nach oben in eine Platinspize r endigt, welche einem
Platinplättchen der Feder o gegenübersteht.

Der den Kreis $K\alpha\beta y A x M K$ durchfliessende Strom
erregt den Magnet M, welcher seinen Anker und die Feder o
herabzieht, so dass das Platinplättchen gegen die Spize r
anschlägt. Jezt ist die Nebenleitung $K d o r Z K$ geschlossen
von sehr kleinem Widerstand; somit nimmt der erste immer
noch geschlossene Strom um M beträchtlich ab, die

*) Wiedemann Galvanismus II. Nro. 826.

Feder *o* geht zurück, die Nebenleitung wird wieder geöffnet u. s. w.

Das Spiel ist also dasselbe, wie bei dem gewöhnlichen
Apparat. Da aber die primäre Spirale stets geschlossen
bleibt, so kann sich in ihr der Extrastrom stets entwickeln,
die beiden in der secundären Spirale entstehenden Inductionsströme werden also beide verzögert und sind daher
in ihren Wirkungen mehr gleich. (Rosenthal pag. 119.)

Wird die Schraube *Q* und die Schraube *S* tiefer geschraubt und die Verbindung *β* weggenommen, so hat man
den gewöhnlichen Unterbrechungsapparat.

Der Unterschied ist sonach wesentlich der, dass durch die
Magnetisirungsspirale abwechselnd stärkere und schwächere
Ströme gehen, die schwächern, weil eine Nebenleitung von
geringem Widerstand da ist. Bei der Abschwächung, wenn
die Feder *o* gegen *r* schlägt, wird der gleichgerichtete
Strom in der secundären Spirale inducirt (wie beim völligen
Aufhören des Stroms, nur schwächer), und es entsteht der
gleichgerichtete Extrastrom, der aber nicht viel wirkt, da
ihm eine metallische Leitung zu Gebot steht, er also langsam verläuft, nicht so rasch, wie beim Abreissen des Platin-
plättchens von der Schraube *Q* beim gewöhnlichen Apparat.
Bei der Zunahme des Stroms, wenn das Platinplättchen von *r*
weggeht und damit die Nebenschliessung aufhört, wird der
entgegengesezt gerichtete Strom in der secundären Spirale inducirt, und der Extrastrom kann auf dem Wege über *Q* sich
entwickeln, also wieder langsam, so dass er die physiologische
Wirkung des geschlossenen Hauptstroms wenig beein-
trächtigt.

Wird der Strom der primären Rolle geschlossen, so
so erhält er nicht momentan seine ganze Stärke, da zugleich der entgegengesezte Extrastrom in dem geschlossenen
Kreis sich entwickeln kann; er hebt sich also langsam bis
zu seinem Maximum. Ebendeswegen wird auch der In-

ductionsstrom in der secundären Rolle nur langsam sein
Maximum erreichen und langsam wieder abnehmen.

Wird dagegen der Strom der primären Rolle geöffnet,
so sinkt der Strom plözlich auf Null, auch der Extrastrom,
der gleich gerichtet ist, wird
rasch Null, da kein Weg zur
längern Entwickelung möglich
ist. Aus beiden Gründen wird
also der Inductionsstrom der
secundären Rolle sehr rasch
ansteigen und sehr rasch ab-
fallen.

Fig. 48.

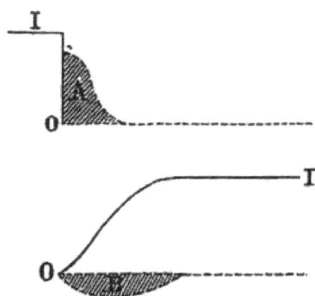

Die Figur 48 stellt den Verlauf des primären Stroms und des
Inductionsstroms der secundären Rolle vor, oben die Oeffnung, unten
die Schliessung. Die Höhe über der horizontalen Linie durch O soll
die Stärke andeuten, die ausgezogenen Linien den Verlauf des primären
Stroms mit der Zeit, die gestrichelten den des Inductionsstroms
der secundären Rolle. Man sieht oben, dass der primäre Strom beim
Oeffnen plözlich von I auf O herabsinkt, der zugleich entstehende
Inductionsstrom gleicher Richtung mit einem Werth kleiner als i
beginnt und rasch gegen Null abfällt. Beim Schliessen dagegen
hebt sich der primäre Strom langsam von O bis I und dem entsprechend steigt der entgegengesezte — deswegen nach unten ge-
zeichnete — Inductionsstrom ebenfalls, und zwar noch mehr, langsam
an, um nachher wieder langsam zu Null zu werden.

Die zwei Flächen A und B sind gleich gross, sie stellen die
Summe der Produkte dar, welche man erhält, wenn man die jewei-
lige Intensität des Stroms mit einem möglichst kleinen Zeittheil
multiplicirt, während dessen diese Intensität nahe gleich bleibt. Die
Ablenkung der Magnetnadel hängt blos von der Grösse dieser Flächen
ab. Daher rührt es, dass ein in dem Kreis einer Inductionsspirale
eingeschaltete Magnetnadel eine doppelsinnige Ablenkung gibt, d. h.
sie schlägt bald nach der einen, bald nach der andern Seite aus,
behält aber bei fortgehendem Spiel des Apparats ihre einmal ein-
genommene Lage. Erfolgt z. B. eine Oeffnung zuerst, so schlägt die
Nadel beispielsweise links aus: die Schliessung sollte sie zurückführen,
allein sie dauert zu kurz, um sie bis zur Null und darüber hinaus
führen zu können; sie gibt ihr nur einen kurzen Stoss gegen Null
hin, der aber sogleich wieder bei der Oeffnung durch einen gleichen

(Randnotiz: Masse der Inductionsströme.)

von der Null weg aufgehoben wird. Das Resultat ist, dass sie links abgelenkt bleibt. Erfolgt die Schliessung zuerst, so wird die Nadel nach rechts abgelenkt und bleibt es aus gleichen Gründen. Die Magnetnadel oder das Galvanometer ist sonach unbrauchbar zur Messung der Inductionsströme.

Wenn man in den Inductionsstrom einen dünnen Platindraht einschaltet, so wird er durch die Entladung erwärmt. Die Erwärmung ist unabhängig von der Richtung des Stroms, bloss abhängig von der Intensität. Schliesst man den Platindraht in eine Glaskugel, die nach unten in eine Röhre ausmündet, welche durch eine Flüssigkeitssäule abgesperrt ist, so wird durch den erwärmten Draht die Luft in der Glaskugel erwärmt, diese dehnt sich aus und schiebt die Flüssigkeitssäule zurück. Ein solches Luftthermometer gibt ein Maass für die Stärke des Inductionsstroms und zwar ein Maass für die Summe der Flächen A und B. Ebenso wird die Menge zersetzten Wassers ein Maass abgeben für die Stärke des Inductionsstroms, abgesehen von dem Wechsel seiner Richtung.

Man sieht aber leicht, dass diese Maasse nicht zugleich Maasse für die physiologische Wirkung des Stroms sein können. Denn man denke sich einen gleich bleibenden Strom verlaufen von der Intensität I, er wird den Platindraht auf einen bestimmten Temperaturgrad erwärmen oder in der Stunde eine bestimmte Menge Wasser zersezen. Dieser Strom werde nun unterbrochen in regelmässigen Zwischenräumen durch einen elektrischen Selbstunterbrecher. Selbstverständlich wird dann in den Elementen weniger Zink verbraucht, die Erwärmung des Platindrahts ist geringer, als beim continuirlichen Strom, die Menge des zersezten Wassers ist ebenfalls kleiner; die physiologische Wirkung dagegen ist stärker. Die physiologische Wirkung hängt nicht blos von der Intensität des Stroms ab, sondern auch von der Schwankung des Stroms. Sie hängt nicht blos von dem Flächeninhalt A und B der Fig. 48 ab, sondern auch von der Form der den Flächeninhalt umschliessenden Curven. Wo diese Curven eine besonders rasche Steigung oder einen besonders steilen Fall haben, da ist die physiologische Wirkung am grössten.

Zum Maass der physiologischen Wirkung des Inductionsstroms ist daher nicht nur die Fläche der Curve, welche seinen Verlauf darstellt, zu bestimmen, sondern auch seine Form. Beides, Fläche und Form, hängt aber von der Länge, Aufwindung und Windungszahl der Rollen ab, so dass für jeden Inductionsapparat im Allgemeinen besonders eine Bestimmung über seine Wirksamkeit zu machen ist. Insbesondere ist nicht daran zu denken, dass etwa bei gleicher Grösse und gleicher Elementenzahl die Wirkung gleich wäre. Daraus ergibt sich aber die ungemeine Schwierigkeit, die Wirkung der Inductionsapparate zu messen. Allerdings gibt das Dynamometer von Weber im Verein mit einem Spiegelgalvanometer ein Mittel (vgl. Rosenthal pag. 163), um die Dauer und Intensität sehr kurz dauernder Ströme, wie die Inductionsströme sind, zu messen; allein man erhält damit doch nur eine mittlere Intensität, nicht ein Maass der Zunahme oder Abnahme. Freilich wird ein kurzer starker Strom nothwendig rasch ansteigen und fallen müssen, aber man erhält damit doch nur eine ungefähre Bestimmung. Bei der Umständlichkeit solcher Untersuchungen werden sie wohl noch nicht sobald zur Prüfung der Inductionsapparate verwendet werden.

Das Dynamometer besteht im Wesentlichen aus einer festen Rolle mit vertikaler Axe und einer innerhalb derselben drehbaren beweglichen Rolle mit gleicher Axe. Wird ein Strom durch beide Rollen geleitet, so ist die Ablenkung dem Quadrat der Stromstärke proportional, beim Spiegelgalvanometer einfach der Stromstärke, beide multiplicirt mit der Zeitdauer. So ist es möglich, durch Beobachtung beider Instrumente, durch welche derselbe Strom geht, Zeitdauer und Intensität zu bestimmen.

Siebentes Kapitel.

Erwärmung der Leiter.

Jeder Leiter, durch den ein galvanischer Strom geht, *Allgemeine Thatsache.* wird erwärmt, d. h. ein Theil der Electricität wandelt sich in Wärme um. Die Menge Wärme, die in einem Draht erzeugt wird, ist nach Versuchen von Joule und Lenz dem Quadrat der Stromstärke und dem Widerstand des Drahts proportional, dagegen von der Natur des Drahts ganz unabhängig. Es ist demnach von Vortheil, wenn starke Erwärmung beabsichtigt wird, einen schlecht leitenden Draht anzuwenden. Doch wird eine Grenze eintreten, weil mit der Zunahme des Widerstands die Stromstärke abnimmt. Am vortheilhaftesten ist es auch hier wieder, wenn der Widerstand des Drahts gleich dem in der übrigen Leitung ist.

In der Praxis handelt es sich nicht um diese absolute *Glühen von Drähten.* Wärmemenge, sondern um die Temperatur, die der Draht

erhält. Er soll zum Glühen kommen und während des
Glühens beständig Wärme abgeben. Wenn z. B. der Draht
in freier Luft zum Glühen gebracht werden soll, so geht
von der zugeführten Wärme durch Ausstrahlung beständig
verloren: dieser Verlust ist desto grösser, je grösser die
ausstrahlende Oberfläche und je höher die Temperatur
ist, die Wärmeabgabe nach aussen muss in jedem Augen-
blicke durch die galvanische Wärmeentwicklung im Innern
ersezt werden. Ganz ähnlich wird sich die Sache bei der
Galvanokaustik verhalten; wenn der glühende Draht zer-
störend auf Gewebe einwirkt, so muss er ebenfalls an seiner
Oberfläche Wärme abgeben, die durch den galvanischen
Strom beständig zu ersezen ist. Hiebei können natürlich
sehr verschiedene Verhältnisse auftreten, je nach der Leitungsfähigkeit der umgebenden Körper für Wärme, und je nach
der Ausdehnung, längs welcher die Wirkung stattfindet.
Nimmt man an, dass längs der ganzen Oberfläche Wärme
abgegeben werde und zwar eine der Temperatur und Oberfläche proportionale Menge, so findet man, dass die Temperatur, welche der Draht erreicht, proportional dem Quadrat der Stromstärke und dem specifischen Widerstand, umgekehrt proportional der dritten Potenz der Dicke, dagegen
ganz unabhängig von der Länge ist; sowie dass zu gleich
starkem Glühen desselben Metalls Stromstärken erforderlich
werden, welche der Dicke proportional sind. Müller und
Zöllner haben diese Säze durch Versuche bestätigt.

Bei derselben Batterie wird natürlich die Erwärmung des eingeschalteten Platindrahts von der Länge nicht unabhängig sein, weil
durch Einschaltung einer grössern Länge Platindraht der Strom geschwächt wird. Darum ist auch dafür zu sorgen, dass die Platin-
schlingen, welche bei der Galvanokaustik verwendet werden, nicht
in leitenden Metallen zurückgezogen werden. Es würde damit der
Widerstand abnehmen und der Strom stärker werden, da die Drähte
theilweise sich abkühlen. Dann entstünde aber die Gefahr des Ab-
reissens oder des Abschmelzens der Schlinge. Die Schlinge sollte

daher nur in schlechtleitenden Substanzen — Porcellan oder Glas — vor- und zurückgeschoben werden.

Da die Temperatur mit dem Quadrat der Stromstärke wächst und der Widerstand bei vollkommen metallischer Schliessung klein ist, so folgt, dass zum Glühendmachen von Drähten galvanische Elemente mit grosser elektromotorischer Kraft und kleinem Widerstand, also G r o v e oder B u n s e n, zu verwenden sind. Als zu erwärmender Draht ist derjenige zu wählen, welcher den grössten specifischen Widerstand hat, also ˈNeusilber, Eisen oder Platin. Das lezte wird wegen seiner geringen Schmelzbarkeit und Oxydirbarkeit nahezu ausschliesslich verwendet, neuerdings ist von V o l t o l i n i Stahldraht vorgeschlagen worden, der freilich jedesmal neu zu nehmen ist, aber auch viel billiger erhalten wird. Endlich ist der Draht möglichst dünn zu wählen, wenn er nur dabei fest genug ist.

Es kommt dann noch die Eigenthümlichkeit aller Me- ^{Wachsen des Widerstands.} talle in Rechnung, dass ihr Widerstand mit steigender Temperatur zunimmt und zwar für jeden Grad über Null um $\frac{1}{273}$. Bei einer Temperaturerhöhung auf 273 Grad würde also der Widerstand schon das Doppelte betragen, beim Beginn des Glühens, das für alle Körper bei 525° stattfindet, schon nahe das Dreifache, und bei 1300°, welche Temperatur etwa dem Weissglühen entspricht, beinahe das Sechsfache. Diese Eigenschaft der Metalle erleichtert das Glühen, solange der Widerstand des Drahts kleiner ist als der der übrigen Leitung, was gewöhnlich der Fall ist; und man hat darauf stets Rücksicht zu nehmen, wenn man die beste Wirkung durch Rechnung finden will.

Ein Platindraht von 0,4ᵐᵐ Dicke und 20ᶜᵐ Länge leistet bei 0° einen Widerstand von 0,16 Einheiten. Erhizt man bis zum Weissglühen, so wächst dieser Widerstand auf das sechsfache, also 0,96 Einheiten. Verwendet man 2 Grove, so wird man sie ungleichnamig verbinden, da dann der reducirte Widerstand 0,7 + 0,48 = 1,18 ist; bei gleichnamiger dagegen 0,35 + 0,96 = 1,31. Das Quadrat der

Stromstärke ist dann $\left(\frac{21}{1,18}\right)^2 = 317$. Würde man Leclanché anwenden, so müsste man gleichnamig verbinden, da der Widerstand der Leclanché grösser als 0,96 ist. Z. B. 3 Leclanché gleichnamig verbunden würden geben: reducirter Widerstand $1 + 0,96 = 1,96$, Stromstärke $\frac{16}{1,96}$, wovon das Quadrat: 67. Da die Temperaturerhöhung, weil alles andere gleich ist, dem Quadrat der Stromstärke proportional ist, so würde der Platindraht, wenn er durch die zwei Grove zum Weissglühen, also 1300° gebracht wird, durch die 3 Leclanché nur. $\frac{67}{317} \cdot 1300 = 275°$ Temperatur erhalten.

Wollte man mit den Leclanché gleiches Resultat' erzielen, so hätte man 14 Elemente nöthig, nämlich zwei 7fache Elemente. Denn dies gäbe den reducirten Widerstand $\frac{3}{7} + \frac{0,96}{2} = 0,43 + 0,48 = 0,91$ und die Stromstärke $\frac{16}{0,91}$, deren Quadrat 309 also nahe gleich der obigen Zahl ist.

Hätte der Draht 1^{mm} Dicke, so wäre sein Widerstand nur 0,025; beim Weissglühen 0,15. Die zwei Grove müssen jezt gleichnamig verbunden werden und geben den reducirten Widerstand $0,35 + 0,15 = 0,50$, die Stromstärke $\frac{21}{0.5} = 42$ und das Quadrat der Stromstärke $= 1764$.

Dividirt man die Zahlen 317 und 1764 durch die dritten Potenzen der Dicken 0,064 und 1, so ergibt sich 4950 und 1764, also eine viel höhere Temperatur im ersten Fall, als im zweiten, daherrührend, dass die Oberfläche des zweiten Drahts $2\frac{1}{4}$ mal so gross ist, dass er also auch viel mehr Wärme abgibt.

Anzu-
wenden-
de Bat-
terien.
Zur Galvanokaustik wird man, wie oben gesagt, in erster Linie G r o v e und B u n s e n (die Grove vielleicht auch in der Umänderung Eisen-Zink, wenn man die S. 81 erwähnten Uebelstände dieser Form nicht fürchtet) verwenden. Unbequem bleibt dabei immer, dass zu jeder längern Operation eine neue Füllung nöthig ist. Begreiflich ist daher das Streben, eine Combination von Metallen und Säuren zu finden, welche einen möglichst constanten Strom bei grosser Electricitätsmenge und kleinem Widerstand liefert, der lange, jedenfalls wochenlang andauert. Von allen Batterien scheint die Zink - Kohlentauchbatterie mit Chromsäure am meisten diesem Ideal zu entsprechen.

J. M ü l l e r findet, dass diese Batterie bei kleinem eingeschaltetem Widerstand innerhalb $^3/_4$ Stunden nur wenig sich ändert; die elektromotorische Kraft steigt etwas, der Widerstand wird etwa 1½ mal so gross *). Dann aber sinkt bei fortwährendem Gebrauch rasch ihre Wirkung. Der Verfasser hat 45 Elemente in der von B u n s e n angegebenen, von D e s a g a ausgeführten Form zu einem electrischen Licht verwendet, aber kaum für wenige Minuten ein gleich bleibendes Licht erzielt. Bei kleinem Widerstand scheint somit die Wirkung eine bessere zu sein.

Jedenfalls aber wird man, wie das neuerdings von Stöhrer, Baur, Fein und andern mehr und mehr geschieht, die Oberflächen von Kohle und Zink sehr gross nehmen, ebenso eine grosse Menge Flüssigkeit verwenden müssen, um lange gleichbleibende Wirkung zu erzielen. Geschieht dies aber, dann scheint es für kleinere Operationen wenigstens möglich, dieselbe Batterie aus 6 grossen Elementen bestehend mehrere Monate hinter einander zu benüzen. Wieviel Elemente nöthig sind und ob die Batterie nach längerem Gebrauch noch stark genug ist, das wird am besten (nach Voltolini) die Probe mit einem Stück rohen Fleisches zeigen.

Achtes Kapitel.

Der Gesammtapparat von Brenner.

Brenner hat ein System von elektrotherapeutischen Apparaten so angeordnet, dass es möglich ist, ohne die Elektroden zu ändern, entweder den constanten Strom oder den Inductionsstrom, beide mit oder ohne Unterbrechungen anzuwenden, und dass die verschiedenen Zwischenapparate, Elementenzähler, Rheostat, Stromwender, Rheotom, jeder Zeit eingeschaltet werden können. *Zweck des Apparats.*

Die Figur 49 gibt eine Uebersicht über eine solche Zu-

---

*) Dingler's Journal Bd. 205. pag. 104. 1872.

sammenstellung, wie sie von Krüger und Hirschwald in Berlin für das Katharinenstift in Wildbad ausgeführt worden ist. Sie enthält einen Elementenzähler *A* mit Galvanometer, einen Schlittenapparat *E*, einen Unterbrecher *F*, einen Rheostaten *K*, einen Stromwender *M*, ein Rheotom *I* und eine Anzahl Klemmen und Kurbeln zur Befestigung von Leitungsdrähten und Schliessung von Leitungen.

Bat-
terien.

Zum Betrieb dieses Gesammtapparats sind drei Batterien nöthig: 60 Siemens'sche Elemente —. entsprechend der durch den Elementenzähler gegebene Zahl — alle ungleichnamig verbunden und in bekannter Weise (S. 92) mit dem Elementenzähler in Verbindung gesezt; dann eine Batterie, um den Unterbrecher *F* in Gang zu sezen, in die Messingstücke einmündend, welche mit „Unterbr. Batt." bezeichnet sind; und eine Batterie für den Inductionsstrom, bei den mit „Inductionsbatt." bezeichneten Messingstücken ein- und austretend.

Als Unterbrechungsbatterie und als Inductionsbatterie kann man eine Anzahl Leclanché verwenden, oder eine Stöhrer'sche Tauchbatterie. Gut construirte Leclanché werden den Vorzug verdienen, da sie jedenfalls constanter sind, als jede Tauchbatterie. (Zu empfehlen scheint mir nach meinen Erfahrungen nur die pag. 86 beschriebene Form.) Zahl und Art der Verbindung der Elemente wird ganz von dem in Gang zu sezenden Apparat abhängen, also vom Unterbrecher und vom Schlittenapparat. Den lezten haben wir (pag. 127) kennen gelernt, ebenso (pag. 125) die anzuwendende Zahl und Verbindungsart der Elemente. Es bleibt also nur der Unterbrecher noch zu betrachten.

Unter-
brecher.

Der von Brenner angewandte Unterbrecher ist ein Theil des Siemens-Halske'schen Zeigertelegraphen, der früher häufig, namentlich in Norddeutschland, Anwendung fand, heutzutage ganz verlassen ist. Man kann daher solche Apparate alt und wohlfeil erhalten und das für vorliegenden

Figur 49.

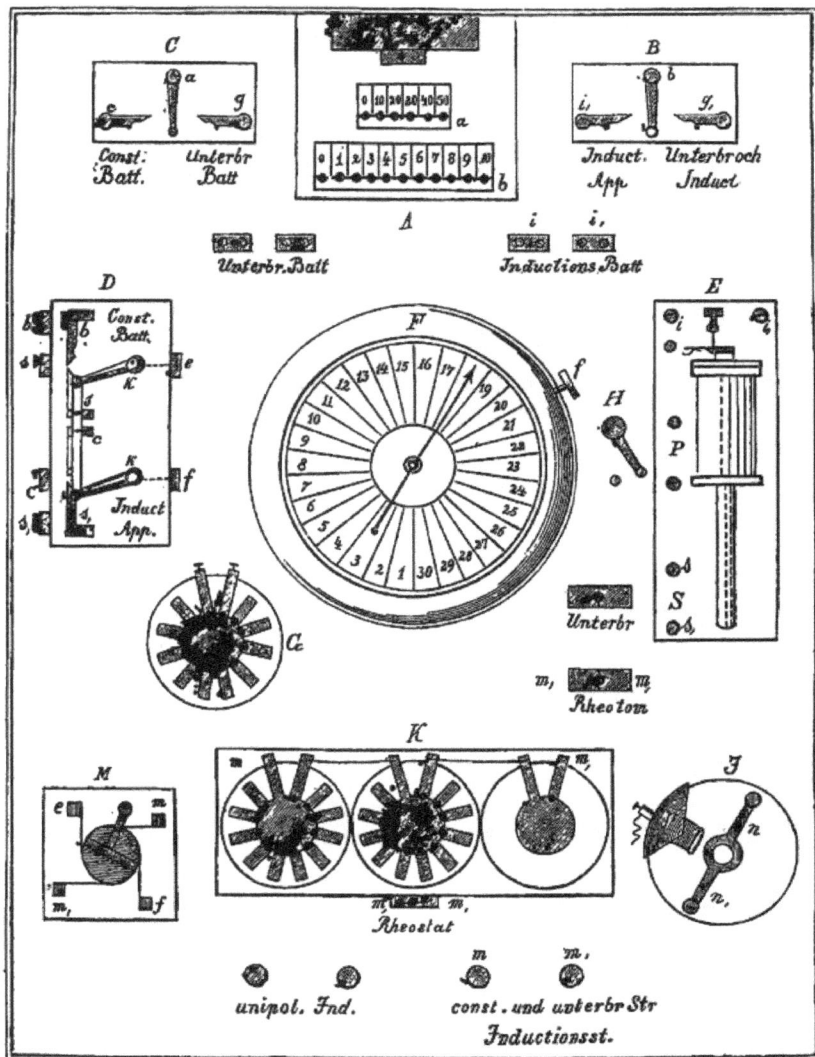

Zweck Ueberflüssige leicht entfernen, das noch Nöthige einfach hinzufügen. Der Zweck jenes Apparats war, einen
Zeiger in Gang zu sezen durch abwechselnde Unterbrechung
und Schliessung des Stroms, welche in ähnlicher Art wie
beim Inductionsapparat hervorgebracht wird. Wird nehmlich der Strom geschlossen, so wird ein Anker angezogen,
welcher Theil der Stromleitung ist und durch seine Bewegung
den Strom unterbricht, wie die Feder c des Schlittenapparats
(pag. 127). Der Anker wird durch eine Feder zurückgezogen, der Strom wieder geschlossen u. s. w. Die hin- und
hergehende Bewegung des Ankers wird in bekannter Weise
durch ein gezahntes Rad in eine rotirende eines Zeigers
verwandelt, der auf einer Scheibe von Buchstabe zu Buchstabe wandert. Durch einen seitlich angebrachten Schrau-
benkopf f lässt sich die Spannung der den Anker zurück-
ziehenden Feder vermehren oder vermindern und damit die
Rotation des Zeigers beschleunigen oder verzögern. An
unserm Apparat sind Zahlen statt Buchstaben angebracht,
sie geben ein Mittel zu messen, wie schnell der Zeiger geht.
Auch der kleine Rheostat G (0 bis 100 Einheiten) kann
den Gang des Zeigers reguliren, da er auf dem Wege der
Unterbrechungsbatterie eingeschaltet ist. Doch ist die
Wirkung der Feder f entschieden merklicher.

Die Unterbrechungsbatterie hat also nur diesen Zeiger
in Gang zu sezen. Will man sie richtig zusammensezen, so
hat man den Widerstand der Windungen um die Elektromagnete zu bestimmen und dann diejenige Combination der
Elemente zu wählen, welche gleichen reducirten Widerstand
gibt (vergl. pag. 125). Da der Apparat früher bei Tele-
graphen benützt wurde, so war er für grossen Widerstand
construirt, mit vielen Windungen dünnen Drahts, es werden
also die Leclanché immer ungleichnamig zu verbinden sein.
Es liessen sich aber statt des Apparats F natürlich auch
andere mit kleinerm Widerstand besonders anfertigen. Dann

sollte der Mechaniker stets den Widerstand bei-
drucken, damit man sogleich die beste Combination der
Elemente anzugeben wüsste.

So oft der Zeiger von einer Zahl zur folgenden übergeht, macht der Anker eine Bewegung hin und eine her.
Die Zuthat zu dem Apparat von Siemens-Halske besteht
darin, dass bei jedem Hingang durch den Anker eine andere
Leitung geschlossen wird. (Dagegen wird von dem Apparat alles entfernt, was mit der Allarmglocke in Verbindung
steht.) So oft also der Zeiger von einer Ziffer zur folgenden übergeht, so oft erfolgt, jedesmal für kurze Zeit, die
Schliessung der neuen Leitung und als solche ist je nach
der Kurbelstellung bei C und B entweder die constante
Batterie oder die Inductionsbatterie eingeschaltet. Wir
wenden uns daher nun zu den Leitungen dieser Batterien.

Die constante Batterie von 60 Siemens ist zunächst mit constan-te Batte-rie.
dem Elementenzähler in Verbindung. Von den nicht zer-
schnittenen Balken a und b geht ein Draht zu der Axe a
der drehbaren Kurbel von C, der andere zu dem Messingstück b des Stromwählers D. Die Feder c von C steht in
Verbindung mit dem Messingstück c von D. Auf dem Stromwähler D sind 4 Federn angebracht, b und c, s und $s_,$, jene
mit den Messingstücken b und c, diese mit den Messingstücken s und $s_,$ in Verbindung. Durch die mit einander
beweglichen Kurbeln k lassen sich die ersten oder die zweiten mit den Messingstücken e und f von D in Verbindung
bringen. Wir nehmen zunächst an, die Kurbeln k seien auf
b und c gestellt. Dann geht die Leitung a über c nach f,
die Leitung b nach e.

Von hier aus geht die Leitung weiter nach zwei gegenüberstehenden Federn e und f des Stromwenders M. Von
den zwei andern Federn m und $m_,$ ist eine mit der einen
Elektrode m für constanten Strom verbunden, die andere $m_,$
mit einem Messingstück „Rheotom." Das andere Messing-

stück „Rheotom" ist mit der zweiten Elektrode *m*, für constanten Strom verbunden. Der Rheostat *K* ist in Nebenschliessung angebracht, indem die Elektrode *m* mit dem Messingarm *m* desselben, die andere *m*, mit dem Messingstück *m*, verbunden ist, aber der letztere auf dem Umweg durch die zwei Stücke *m*, unten am Rheostaten, so dass nur bei Stöpselung dieser Stücke der Rheostat als Zweigleitung eingeschaltet ist.

Will man sonach den constanten Strom mit seinen Zwischenapparaten anwenden, so dreht man bei *C* die Kurbel *a* nach links, beim Stromwähler *D* die Kurbeln *K* nach oben, steckt beim Rheostat den Stöpsel zwischen den Stücken *m*, ein und ebenso den Stöpsel bei den Messingstücken „Rheotom".

Nach der (pag. 35) gegebenen Regel schaltet man nun beim Elementenzähler zu viel Elemente, beim Rheostaten zu wenig Einheiten ein, und kann dann durch Stöpselung den Strom allmählig ansteigen lassen. Mit dem Stromwender *M* lassen sich die Volta'schen Alternativen ausführen.

Rheotom. Der Rheotom *F* von Fick dient dazu, den Strom nur kurze Zeit einwirken zu lassen. Ein Hebel *nn*, dreht sich um eine Axe von einer im Innern der Axe liegenden Feder getrieben. Wird der Hebel gedreht, so dass *n* in die Stellung *n*, kommt, so wird die Feder gespannt und treibt den Hebel, sobald er frei gelassen wird, in die alte Lage zurück (nicht weiter, da er dann durch einen Stift angehalten wird). Bei dieser Bewegung schleift das Ende *n* auf dem dreieckigen Stück *p*, das nach aussen und innen verschiebbar ist, und nur während dieses Schleifens ist metallische Verbindung zwischen *p* und der Axe des Hebels und daher zwischen den Messing-Stücken »Rheotom« mit denen *p* und die Axe leitend verbunden sind.

Zieht man also den Stöpsel bei »Rheotom« aus, dreht den Hebel *n* zurück und lässt ihn frei, so ist der constante Strom nur geschlossen, solange die Feder auf *p* schleift und diese Zeit lässt sich vergrössern oder verkleinern, je nachdem man *p* weiter nach innen oder aussen schiebt.

Inductionsstrom. Von der Inductionsbatterie gehen die Drähte zunächst zu den Messingstücken *i* und *i*, („Inductionsbatt."). Von

diesen ist i mit der Messingsäule i des Inductionsapparats
E verbunden, die Leitung geht von hier zur primären Rolle
und zur Säule i, und diese ist mit der Feder i, von B verbunden. Die Kurbel b von B ist mit dem Messingstück i,
der „Inductionsbatt." in Verbindung. Wenn also die
Kurbel b nach links auf „Inductionsapp." gestellt wird, so
geht der Strom durch die primäre Rolle, der Inductionsapparat beginnt mit seinem Spiel.

Die zwei Säulen s und s, des Inductionsapparats, welche
den secundären Strom aufnehmen, sind mit den Messingstücken s und s, des Stromwählers D verbunden und dadurch mit den Federn s und s,. Wird also bei B die
Kurbel auf „Inductionsapp." gestellt und bei D die beiden Kurbeln nach unten geschoben, so tritt bei e und f des
Stromwählers der Inductionsstrom ein statt des constanten
Stroms, und, so weit man sie einschaltet, durch alle Zwischenapparate, den Stromwechsler, den Rheostat und Rheotom
hindurch, zu den Elektroden m und m,.

Der Apparat D dient also dazu, durch Verschiebung
der Doppelkurbel K beliebig den constanten oder den Inductionsstrom den Elektroden zuzuführen, nachdem die
Kurbeln von C und B beide nach rechts geschoben sind.
Da man also mit seiner Hilfe den einen oder andern Strom
wählen kann, wird er am besten S t r o m w ä h l e r heissen
(vergl. pag. 91).

Die Kurbel H ist auf dem Wege i von der Inductionsbatterie zur primären Rolle eingeschaltet, kann also neben
der Kurbel von B zum Einschalten und Ausschalten des
Inductionsapparats benützt werden. Die Kurbel liegt näher
bei den Elektroden, ist daher vom Operirenden leichter zu
erreichen, was nicht selten von Vortheil ist.

Es würde keinem Anstand unterliegen, auch den primären Strom mit den Säulen P zu benützen. Man hätte
sie dann mit den Messingstücken s und s, von D zu verbinden

und durch einen Stöpsel dafür zu sorgen, dass eine der Verbindungen geöffnet oder geschlossen werden kann. Dieselbe Einrichtung wäre bei der Verbindung der Säulen S mit s und s, anzubringen. Wird kein Stöpsel eingesteckt, so hat man keinen Strom, wird einer eingesteckt, so hat man je nach seiner Lage den primären oder den secundären Strom.

Unter-
brech-
ungs-
Strom. Wir haben oben gesehen, dass der bei „Unterbrechungs-Batt." eintretende Strom die Aufgabe hat, den Unterbrecher F in Thätigkeit zu sezen. Es geschieht dies, wenn bei „Unterbr." der Stöpsel eingesezt wird. Es wird dann, so oft der Zeiger von einer Zahl zur folgenden geht, eine Stromverbindung zwischen zwei Messingsäulen q und q, im Innern von F hergestellt, welche nach zwei Seiten hin Verbindung haben. Einmal steht q mit der Feder q von C in Verbindung und q, mit dem Messingstück c des Stromwählers D. Andererseits ist q mit der Säule i, des Inductionsapparats E und q, mit der Feder q, von B verbunden.

Wird die Kurbel a von C rechts gegen die Feder q angelegt, so geht der Strom der constanten Batterie über q nach q, zu c statt direkt nach c,, behält übrigens sonst den gleichen Weg. Da aber q und q, nur zeitweise verbunden sind, so wirkt auch der constante Strom nur zeitweise, während der Zeiger von einer Zahl zur andern springt. Wird dagegen die Kurbel b von B nach rechts gegen die Feder q, gelegt, so geht der Strom der Inductionsbatterie über q, und q im Unterbrecher nach i, statt direkt zu i,, er wirkt nur zeitweise, solange q und q, leitend verbunden sind. Man kann sonach mit dem Unterbrecher sowohl den constanten als den Inductionsstrom intermittirend wirken lassen.

Unipo-
lare In-
duction. Endlich sind noch die zwei Elektroden „unipolare Induction" zu besprechen übrig. Die eine ist mit dem Messing-

stück s, des Stromwählers D verbunden, die andere mit
der Erde (am einfachsten vermittelst der Gasleitung). In s,
des Inductionsapparats E muss das äussere Ende der secundären Drahtrolle münden, da nur hier die elektrische
Spannung stark genug ist, um Wirkungen zu geben. Dann
geht die durch Induction entstandene Elektricität nach $s_{,,}$
von dort zur Elektrode und durch den Körper zur Erde.

Es lässt sich sonach mit diesem Apparat der galvanische Zu-
sammen-
fassung.
Strom in verschiedenster Weise anwenden:

1) als constanter Strom durch Drehung der Kurbel bei
C nach links, der Doppelkurbel des Stromwählers nach oben.
Dabei lässt sich die Richtung und Stärke des Stroms modificiren:

  a) durch den Elementenzähler A, indem man eine be-
     liebige Zahl Elemente einschaltet.

  b) durch den Rheostaten K, indem man bei „Rheostat"
     den Stöpsel einsteckt und eine bestimmte Zahl
     Einheiten stöpselt (vergl. pag. 99).

  c) durch das Rheotom J, indem man bei „Rheotom"
     den Stöpsel auszieht. Der Strom wirkt dann nur
     kurze Zeit.

  d) mit Anwendung des Stromwenders M zum Zweck
     der Oeffnung, Schliessung und Wendung des Stroms,
     mit der (pag. 102) gegebenen Einrichtung zu rascher
     oder allmähliger Stromwendung.

2) als Inductionsstrom durch Drehung der Kurbel bei
B links, der Doppelkurbel des Stromwählers nach unten.

Dabei lassen sich alle Modificationen anwenden, wie
beim constanten Strom.

3) als intermittirender constanter Strom mit
allen unter 1) angeführten Modificationen, wenn man die
Kurbel bei C rechts, die Doppelkurbel bei D nach oben
anlegt, und bei „Unterbr." stöpselt.

4) als intermittirender Inductionsstrom mit

allen unter 1) angeführten Modificationen, wenn man die
Kurbel bei B nach rechts, die Doppelkurbel bei -D nach
unten anlegt und bei „Unterbr." stöpselt.

5) als **unipolarer** Inductionsstrom, wenn man bei B
nach links, bei D nach unten die Kurbeln anlegt, und die
Elektroden „unipolare Induction" benüzt.

Bei 2) 4) und 5) kann man entweder den primären
oder den secundären Strom verwenden, wenn die oben er-
wähnte Doppelverbindung der Säulen P und S des Inductionsapparats E mit den Messingstücken s und s, des Stromwählers D vorhanden ist und die eine oder andere Verbindung durch Stöpselung hergestellt werden kann.

Fehler in
der
Leitung.
Bei grossen Batterien und einer Reihe von Zwischenapparaten kommt es nicht selten vor, dass der Strom seine
Arbeit nicht oder schwach leistet. Wegen der grossen Zahl
vorhandener Verbindungen ist es umständlich, einem Fehler
auf die Spur zu kommen. Es gibt aber bestimmte Regeln,
nach denen man sich richten kann, um schneller und sicherer
zum Ziel zu kommen. Einfaches Probiren da und dort wird
in der Regel nur Zeitverlust mit sich bringen.

Erste Regel: Wenn ein Apparat nicht wirkt, so
liegt meist in der Batterie der Fehler; denn die Leitungsdrähte zwischen den Einzelapparaten bleiben immer an
gleicher Stelle, werden nicht an- und abgeschraubt, während
in den Elementen einmal beim Frischfüllen neue Verbindungen hergestellt und dann durch die chemischen Zer-
sezungen, während sie in Thätigkeit sind, vorher gute Verbindungen zerstört werden. Es wird also im Fall der Versa-
gung des Apparats zunächst die Batterie zu untersuchen sein.

Am bequemsten geschieht diese Untersuchung, wenn
die Drähte, die nach S. 92 von den Elementen ausgehen,
znnächst zu Messingknöpfen führen, die mit der Zahl der
Elemente, wie beim Elementenzähler, bezeichnet sind, und
erst von da aus zu den Einzelapparaten. Jene Messing-

knöpfe sind am besten offen an der Wand anzubringen. Bei
dieser Einrichtung kann man einen Wasserzersezungsapparat
(S. 52) mit je zwei folgenden Knöpfen in Verbindung bringen
und aus der Zahl Cubikcentimeter Gas, die sich in einer
Minute etwa bilden, darauf schliessen, ob die betreffenden
Elemente in Ordnung sind. Wird kein oder zu wenig
Wasser zersezt, so hat man die Klemmen der betreffenden
Elemente zu untersuchen und gut zu befestigen. Sollte dies
nicht helfen, so wäre jedes Element für sich zu untersuchen.
Das ist jedoch mit dem Wasserzersezungsapparat wegen der
Polarisation (S. 71) nicht möglich. Man hilft sich hier, indem man immer zwei aufeinander folgende zusammen untersucht, also von einer Reihe von 10 z. B. zuerst 1 und 2,
dann 2 und 3, dann 3 und 4 u. s. w. Ist dann z. B. 2 unbrauchbar, so geben die zwei ersten Versuche im Verhältniss zum dritten zu kleine Zahlen, nur etwa die Hälfte; ist
2 und 3 unbrauchbar, so gibt der zweite Versuch gar nichts,
der erste und dritte zu wenig u. s. w. Sollte man irgend
im Zweifel sein, so kann man auch noch andere Combinationen, 1 und 3, 1 und 4 u. s. w. untersuchen.

Einfacher wird die Untersuchung der Unterbrechungs-
und der Inductionsbatterie sein. Hat man nach einer
frischen Füllung untersucht, wieviel Gas sie in einer Minute
bilden, so weiss man jederzeit, ob sie noch im Stande sind,
wenn man sie auf den Wasserzersezungsapparat einwirken
lässt. Sinkt die Menge auf weniger als die Hälfte herab,
so wird man gut thun, die Batterie neu zu füllen.

Sind die Batterien untersucht und etwaige Fehler verbessert, so können noch in den Leitungen Fehler vorkommen.
Um diese rasch zu finden, gedenke man der

Zweiten Regel: Man schalte in den Stromkreis zunächst so wenig als möglich ein, und dann allmählig mehr
und mehr. Sowie die Wirkung aufhört, weiss man, dass der
Fehler im lezten Abschnitt liegt.

Also z. B. bei Brenner's Apparat wirke der constante Strom nicht. Man verbinde die Drähte des Wasserzersezungsapparats mit den Balken a und b des Elementenzählers, und untersuche von zwei zu zwei Elementen, um sich zu überzeugen, ob im Elementenzähler der Fehler liegt. Berührt man dann mit dem einen Draht des Wasserzersezungsapparats die Kurbel a von C, mit dem andern das Messingstück b des Stromwählers D, so kann man sich überzeugen, ob hier ein Fehler ist.

Dann berühre man mit den Drähten des Wasserzersezungsapparats die Messingstücke e und c, dann e und f des Stromwählers D, weiter etwa e von D und f des Stromwenders M, dann e und f des Stromwenders u. s. w. Jedesmal wird wieder ein neues Stück der gesammten Leitung eingeschaltet.

Am einfachsten wird es sein, den Wasserzersezungsapparat vor dem Elementenwähler A ein- für allemal aufzustellen und mit langen Leitungsdrähten zu versehen, die an beliebigen Stellen angelegt werden können. Man wird auf diese Weise mit grosser Sicherheit in verhältnissmässig kurzer Zeit den etwaigen Fehler finden. Selbstverständlich wird man auch mit dem grössten Weg beginnen können, also bei den Elektrodenschrauben und von ihnen aus immer weiter zurückgehen.

Hauptsache ist immer, darauf zu achten, dass die Drähte an Metallflächen angelegt werden, die nicht gefirnisst sind, und eine etwaige Oxydschicht jedesmal zu entfernen, sonst kann leicht ein Irrthum entstehen, da Firniss und Oxyd nahezu isoliren.

Anmerkungen.

1) K i r c h h o f f hat die zwei allgemeinen Säze aufgestellt, nach pag. 10. welchen die Theilung eines Stroms in beliebigen Zweigleitungen erfolgt. Wenn in einem Punkte beliebig viele Strombahnen zusammentreffen, so muss die Summe der Stromstärken der ankommenden Ströme so gross sein, als die Summe der abgehenden, oder in mathematischem Ausdruck:

$$\Sigma . i = 0$$

wo die Stromstärke mit i bezeichnet ist, und das Summenzeichen absolut zu nehmen ist, d. h. die Stromstärken der ankommenden Ströme sind positiv zu nehmen, wenn die der abgehenden negativ, und umgekehrt; und somit ist die Gesammtsumme Null, weil die Summe der positiven Glieder gleich der der negativen ist.

Der zweite Saz lautet:

$$\Sigma . i w = \Sigma e$$

und gilt für irgend einen in sich zurückkehrenden Weg, der bei beliebiger Stromverzweigung zurückgelegt wird. Dabei bedeutet in jedem Theil der Leitung zwischen zwei Knotenpunkten w den Widerstand und e die elektromotorische Kraft, die diesem Theil zukommen.

Der erste Saz von K i r c h h o f f ergibt sich einfach daraus, dass wenn in einem Knotenpunkte mehr oder weniger Electricität zu- als abströmen würde, sich dort Electricität anhäufen oder die Electricität mehr und mehr abnehmen müsste, was bei einem Beharrungszustand, wie er beim continuirlichen Strom stattfindet, nicht möglich ist.

Der zweite Saz lässt sich folgendermassen ableiten: $a\,b\,c\,d\,\ldots$ sei ein in sich zurückkehrender Weg eines Stromnezes. In den Knotenpunkten $a, b, c, d \ldots$ werden bestimmte Spannungen herrschen, welche mit den gleichen grossen Buchstaben bezeichnet seien. Ferner sei auf den Theilstrecken $ab, bc, cd \ldots$ zwischen je zwei Knotenpunkten der Widerstand der Reihe nach $w_1, w_2, w_3 \ldots$, dagegen seien elektromotorische Kräfte zunächst nicht vorhanden. Nach O h m 's Gesez ist:

$$i_1 = \frac{a-b}{w_1}, \quad i_2 = \frac{b-c}{w_2}, \quad i_3 = \frac{c-d}{w_3} \ldots\ldots$$

oder nach. Multiplication mit den w und Addition:

$$i_1\, w_1 + i_2\, w_2 + i_3\, w_3 + \ldots = o$$

da die lezte Spannung wieder a ist.

Ist aber noch auf jedem Wege eine electromotorische Kraft $e_1, e_2, e_3 \ldots$, so kann man diese stets an den Anfang gelegt denken, ohne dass die Stromwirkung sich ändert: dann kommt zu der Anfangsspannung noch diese Kraft hinzu, so dass man hat:

$$i_1 = \frac{a + e_1 - b}{w_1}, \quad i_2 = \frac{b + e_2 - c}{w_2}, \quad i_3 = \frac{c + e_3 - d}{w_3} \ldots\ldots$$

und dann die Multiplikation mit den w und die Addition der Produkte gibt:

$$i_1\, w_1 + i_2\, w_2 + i_3\, w_3 + \ldots = e_1 + e_2 + e_3 + \ldots$$

und dies ist der Saz von Kirchhoff.

Wenden wir diesen Saz auf die Wheatstone'sche Brücke (Fig. 5) an: Der Strom längs DAB sei mit i_1, der längs DCB mit i_2 bezeichnet; der Widerstand auf dem Wege DA ist n, auf dem Wege AB l, längs DC sei er mit p, längs CB mit q bezeichnet. Der Strom längs DC ist so gross als der längs CB, und der längs DA so gross als der längs AB, weil auf dem Wege CGA kein Strom ist, also in C und A nichts abzweigen kann. Nun hat man auf dem in sich zurückkehrenden Wege $DAGCD$ die Gleichung:

$$i_1\, n - i_2\, p = o$$

und auf dem Wege $BAGCB$ die Gleichung:

$$i_1\, l - i_2\, q = o$$

aus diesen zwei Gleichungen folgt:

$$\frac{i_1}{i_2} = \frac{p}{n} = \frac{q}{l}$$

pag. 11. 2) Es sei q der Querschnitt, l die Länge, s das specifische und p das absolute Gewichts des Drahts. Dann ist:

$$p = q\,.\,l\,.\,s\,.$$

Ist v der Gewichtsverlust in Wasser, so ist:

$$s = \frac{p}{v}$$

also erhält man durch Einsezung des Werthes von p:

$$q = \frac{v}{l}\,.$$

pag. 20. 3) Mit den Säzen von Kirchhoff erhält man Folgendes: Es sei e die electromotorische Kraft des Elements, J die Stromstärke auf dem Wege CDA (Fig. 12), i_1 auf dem direkten Wege AC, und i_2 auf dem Wege ABC. Man hat:

$$J = i_1 + i_2, \quad JH + i_1 M = e, \quad i_1 M - i_2 N = o$$

Daraus folgt zunächst:

$$\frac{i_1}{i_2} = \frac{N}{M}$$

d. h. die Stromstärken in den Verzweigungen sind den Widerständen umgekehrt proportional. Durch Elimination von i_1 und i_2 folgt:

$$J = \frac{e}{H + \dfrac{M\,N}{M+N}}$$

Das zweite Glied im Nenner ist aber der reciproke Werth von $\left(\dfrac{1}{M} + \dfrac{1}{N}\right)$, d. h. vom Querschnitt der Quecksilbersäule, die aus den zwei andern vom Querschnitt $\dfrac{1}{M}$ und $\dfrac{1}{N}$ zusammengesezt gedacht wird. Ferner folgt:

$$i_1 = \frac{e\,N}{HM + HN + MN}, \quad i_2 = \frac{e\,M}{NM + HM + MN}$$

Ist N sehr gross gegen M, also z. B. N der Widerstand des Körpers, M der eines Platindrahts, so ist i_2 sehr klein gegen i_1, also im Körper nahe kein Strom. Sind M und N beide sehr gross gegen H, so ist, da H gegen M und N vernachlässigt werden kann:

$$J = E\left(\frac{1}{M} + \frac{1}{N}\right), \quad i_1 = \frac{e}{M}, \quad i_2 = \frac{e}{N}$$

d. h. in jeder Zweigleitung entsteht ein Strom, als ob die andere (und die Batterieleitung) nicht da wäre.

4) Es mag nicht selten von Interesse sein, Beobachtungen, die pag. 36. ohne Rheostat gemacht worden sind, bei welchen durch eine kleinere Zahl galvanischer Elemente ein schwächerer Strom erzielt worden ist, mit andern zu vergleichen, bei welchen mit Hilfe des Rheostaten der Strom abgeschwächt worden ist.

Wir sezen dabei voraus, dass der Rheostat in einer Zweigleitung eingeschaltet sei. Es zeigt sich dann, dass die Vergleichungszahlen ganz unabhängig von dem Widerstand in der Hauptleitung sind. Bezeichnet man nämlich mit E die elektromotorische Kraft eines der benüzten Elemente, mit W seinen Widerstand, mit n die Zahl der benüzten Elemente, wenn der Rheostat in der Zweigleitung eingeschaltet ist, mit w den Widerstand im eingeschalteten Körper, mit R den des Rheostaten, so hat man als Strom in der Hauptleitung (s. Anm. 3)

$$S = \frac{n\,E\,(w+R)}{n\,W\,(w+R) + w\,R}$$

und für denjenigen Theil, der durch den Körper mit dem Widerstand w geht:

$$S \cdot \frac{R}{w+R} = \frac{nER}{n\,W\,(w+R)+w\,R}.$$

Ist dagegen keine Nebenschliessung da, sondern wird eine kleinere Zahl p Elemente verwendet, so hat man die Stromstärke:

$$\frac{p\,E}{p\,W+w}$$

Soll diese gleich dem vorigen Theilstrom sein, so ist:

$$p\,n\,W\,(w+R)+p\,w\,R = n\,R\,(p\,W+w)$$

oder kürzer:

$$1)\quad p\,(n\,W+R) = n\,R$$

Die Zahl p ist also unabhängig von dem Widerstand des Körpers.

Man wird bald nach p fragen, wenn n gegeben ist, bald umgekehrt. Die folgenden Tabellen geben Antwort auf beide Fragen. In der ersten ist W zu eins angenommen, wie bei länger gebrauchten Tauchbatterien, in der zweiten zu 5, wie bei Siemens und Meidinger. Oben steht die Zahl n der mit Rheostat verwendeten Elemente, es wird stets eine runde Zahl sein, da die Abstufung ja eben durch den Rheostaten erzielt wird. Links steht die Zahl p der Elemente ohne Rheostat. Wo die Verticalcolumne für n mit der Horizontalcolumne für p zusammentrifft, steht die Anzahl R Einheiten des Rheostaten in der Zweigleitung.

Die Hälfte jeder Tabelle bleibt unausgefüllt, da n immer grösser als p sein muss, da Anbringung einer Zweigleitung immer gleich Verminderung der Elementenzahl ist.

Die Benützung der Tafel ergibt sich aus folgenden Beispielen:

Wenn 31 Siemens'sche Elemente zu einem bestimmten Zweck gebraucht wurden ohne Rheostaten, wieviel Widerstand ist bei 50 Elementen in der Zweigleitung einzuschalten, um gleiche Wirkung zu erhaltne?. Die zweite Tabelle gibt in der Verticalcolumne 50 und der Horizontalcolumne 31 die Antwort 408. Für Tauch-Elemente gibt die erste Tabelle 81,6.

Hat man 30 Elemente und 345 Rheostaten Einheiten in der Zweigleitung, so kann man nach der ersten Tabelle für Tauchelemente, ohne Zweigleitung $27\frac{1}{2}$ verwenden, nach der zweiten Tabelle, wenn es Meidinger oder Siemens sind, 21 Elemente gleicher Art.

Widerstand = Eins.

	2	5	10	20	30	40	50	60
1	2,0	1,3	1,1	1.1	1,0	1,0	1,0	1,0
2		3,3	2,5	2,2	2,1	2,0	2,0	2,0
3		7,5	4,3	3,5	3,3	3,2	3,2	3,2
4		20,0	6,7	5,0	4,6	4,4	4,3	4,3
5			10,0	6,7	6,0	5,7	5,5	5,4
6			15,0	8,6	7,5	7,1	6,8	6,7
7			23,3	10,4	9,1	8,5	8,1	7,9
8			40,0	13,3	10,5	10,0	9,5	9,2
9			90,0	16,4	12,8	11,6	11,0	10,3
10				20,0	15,0	13,3	12,5	12,0
11				24,5	17,4	15,2	14,1	13,4
12				30,0	20,0	17,1	15,8	15,0
13				37,1	23,0	19,2	17,6	16,6
14				46,7	26,3	21,5	19,5	18,3
15				60,0	30,0	24,0	21,5	20,0
16				80,0	34,3	26,7	23,5	21,8
17				113	39,2	29,6	25,7	23,7
18				180	45,0	32,6	28,1	25,7
19				380	51,9	36,2	30,6	27,8
20					60,0	40,0	33,3	30,0
21					70,0	44,2	36,2	32,3
22					82,5	48,7	39,3	34,6
23					98,6	54,0	42,5	37,3
24					120	60,0	46,1	40,0
25					150	66,7	50,0	42,9
26					195	74,3	54,2	45,8
27					270	83,1	58,7	49,1
28					420	93,3	63,6	52,5
29					870	105	69,0	56,1
30					120	75,0	60,0	

	40	50	60
31	138	81,6	64,2
32	160	88,8	68,6
33	186	97,1	73,3
34	227	106	78,5
35	280	117	84,0
36	360	129	90,0
37	493	142	96,5
38	760	158	104
39	1560	177	111
40		200	120
41		228	129
42		263	140
43		307	152
44		367	165
45		450	180
46		575	197
47		783	217
48		1200	240
49		2050	267
50			300
51			340
52			390
53			454
54			540
55			660
56			840
57			1140
58			1740
59			3540
60			—

$W = 5$. Siemens oder Meidinger.

	2	5	10	20	30	40	50	60		40	50	60
1	10,0	6,5	5,5	5,5	5,0	5,0	5,0	5,0	31	690	408	321
2		16,5	12,5	11,0	10,5	10,0	10,0	10,0	32	800	444	343
3		37,5	21,5	17,5	16,5	16,0	16,0	16,0	33	930	486	367
4		100	33,5	25,0	23,0	22,0	21,5	21,5	34	1135	530	393
5			50,0	33,5	30,0	28,5	27,5	27,0	35	1400	585	420
6			75,0	43,0	37,5	35,5	34,0	33,5	36	1800	645	450
7			117	52,0	45,5	42,5	40,5	39,5	37	2465	710	483
8			200	66,5	52,5	50,0	47,5	46,0	38	3800	790	520
9			450	82,0	64,0	58,0	55,0	51,5	39	7800	885	555
10				100	75,0	66,5	62,5	60,0	40		1000	600
11				123	87,0	76,0	70,5	67,0	41		1140	645
12				150	100	85,5	79,0	75,0	42		1315	700
13				186	115	96,0	88,0	83,0	43		1535	760
14				234	132	108	97,5	91,5	44		1835	825
15				300	150	120	108	100	45		2250	900
16				400	172	134	118	109	46		2875	985
17				565	196	148	129	119	47		3915	1085
18				900	225	163	141	129	48		6000	1200
19				1900	259	181	153	139	49		10250	1335
20					300	200	167	150	50			1500
21					350	221	181	162	51			1700
22					413	244	197	173	52			1950
23					493	270	213	187	53			2270
24					600	300	231	200	54			2700
25					750	333	250	215	55			3300
26					975	372	271	229	56			4200
27					1350	416	294	246	57			5700
28					2100	467	318	263	58			8700
29					4350	525	345	281	59			17700
30						600	375	300	60			—

Auch auf die Frage, wieviel Elemente ohne Rheostat einer bestimmten Anzahl mit in der Hauptleitung eingeschaltetem Rheostat entsprechen, erhält man eine einfache Antwort. Mit den obigen Bezeichnungen ist die Stromstärke von n Elementen mit Rheostat in der Leitung:

$$\frac{n\,E}{n\,W + w + R}$$

Lässt man den Rheostat weg und nimmt weniger Elemente — ihre Zahl sei p — so hat man als Stromstärke:

$$\frac{pE}{p\,W + w}$$

Sollen beide gleich sein, so erhält man

$$2)\quad \frac{p}{n} \;=\; \frac{w}{w + R}$$

also unabhängig vom Widerstand im Element, aber abhängig von dem der Leitung.

Endlich kann man die Aufgabe stellen, die Anzahl Widerstandseinheiten anzugeben, welche in einer Zweigleitung eingeschaltet für den Hauptstrom gleiches Resultat geben, wie eine andere Anzahl, die in der Hauptleitung selbst mit Weglassung der Zweigleitung eingeschaltet werden.

Die Stromstärke im Hauptstrom, wenn in einer Zweigleitung R eingeschaltet ist, ergibt sich zu:

$$\frac{n\,E\,R}{n\,W(R+w) + R\,w}$$

und die Stromstärke ohne Zweigleitung, wenn R' eingeschaltet ist:

$$\frac{n\,E}{n\,W + R' + w}$$

Sollen beide gleich sein, so muss

$$3)\quad R\,R' = n\,W\,w$$

sein, d. h. die zwei Widerstände sind umgekehrt proportionirt.

5) Der Widerstand in elektro-magnetischem Maass ausgedrückt ist pag. 39. der reciproke Werth einer Geschwindigkeit. Solange wir über das eigentliche Wesen der Electricität nichts wissen, ist es gewiss am einfachsten, beim Bilde des Stromes zu bleiben. Die Arbeit, welche ein Strom leisten kann, ist durch das Wassergewicht gegeben, welches in der Sekunde durch den Querschnitt fliesst, oder durch das in einem Theil des Stroms, der ein Meter lang ist, enthaltene Wassergewicht multiplicirt mit der Geschwindigkeit, wobei die lezte in Metern gegeben ist. Misst man den Querschnitt Q eines Wasserlaufs mit gleich bleibendem Querschnitt und Gefäll in Quadratmetern, so ist Q zugleich die Anzahl Cubikmeter Wasser, welche auf den Meter kommen. Diese Zahl als Volumen oder Gewicht ausgedrückt entspricht der Electricitätsmenge, welche von einer bestimmten electromotorischen Kraft erzeugt wird. Jenes Q entspricht also E, der Electricitätsmenge oder electromotorischen Kraft.

Multiplicirt man Q mit der Geschwindigkeit des Wassers, so hat man die in der Sekunde durch den Querschnitt gehende Wassermenge, die ein Maass für die Arbeit ist, welche das Wasser leisten kann. Ebenso wird alsdann die Stromstärke als Produkt aus Electricitätsmenge und Geschwindigkeit unmittelbar ein Maass für die Arbeit sein, welche der Strom leistet.

pag. 44. 6) Nach den Angaben im Text ist in Figur 18 der Widerstand auf dem Wege $ABCEA$ mit w bezeichnet, der längs AB mit v. Es handelt sich darum, nachzuweisen, dass:

$$\frac{E}{w} = \frac{D}{v}$$

ist. Für die in sich zurückkehrenden Wege $ABCEA$ und $GDAB$ hat man, da 'das Galvanometer keinen Ausschlag gibt, unter der Voraussezung, dass i die Stromstärke auf dem Wege $ABCEA$ ist, nach dem zweiten Saz von Kirchhoff die Gleichungen:

$$iw = E \text{ und } iv = D$$

und daraus folgt die obige Gleichung.

pag. 66. 7) Verwendet man bei dem äussern Widerstand W ein Element mit der electromotorischen Kraft E und dem innern Widerstand w, so ist die Stromstärke:

$$J = \frac{E}{w + W}$$

Verbindet man p solche Elemente gleichnamig, so hat man:

$$J = \frac{E}{\dfrac{w}{p} + W}$$

weil es gerade so ist, als ob man ein einziges p mal so grosses Element hätte.

Und verbindet man q solche p fache Elemente ungleichnamig, so hat man:

$$J = \frac{Eq}{\dfrac{w}{p}q + W} = \frac{E}{\dfrac{w}{p} + \dfrac{W}{q}}$$

d. h. es ist, als ob der äussere Widerstand auf den q ten Theil reducirt wäre.

Ist n die Anzahl zu Gebot stehender Elemente, so ist:

$$n = p \cdot q$$

und die Frage ist, wenn n gegeben ist, wie ist p oder q zu wählen, damit der Nenner des lezten Werthes von J möglichst klein werde.

Da $p \cdot q$ eine gegebene Zahl ist, so ist es auch $\dfrac{w \cdot W}{p \cdot q}$; also ist die Aufgabe: eine bekannte Zahl $\left(\dfrac{w}{p}\dfrac{W}{q}\right)$ so in zwei Faktoren $\left(\dfrac{w}{p} \text{ und } \dfrac{W}{q}\right)$ zu zerlegen, dass deren Summe möglichst klein ist. Diess geschieht aber bekanntlich durch die Quadratwurzel, d. h. beide Faktoren müssen gleich sein; somit ist:

$$\frac{w}{p} = \frac{W}{q} = \sqrt{\frac{w\,W}{p\,q}} = \sqrt{\frac{w\,W}{n}}$$

womit p und q bestimmt ist.

$$p = \sqrt{\frac{n\,w}{W}} \text{ und } q = \sqrt{\frac{n\,W}{w}}$$

8) Wenn man je p Elemente gleichnamig verbindet und q sol- pag. 68. cher p fachen Elemente ungleichnamig, so ist die Stromstärke:

$$J = \frac{E}{\frac{w}{p} + \frac{W}{q}}$$

(nach Anm. 7). Dasselbe soll erreicht werden, wenn man je q Elemente ungleichnamig verbindet und p solcher Verbindungen als Zweigleitungen der Hauptleitung neben einander stellt. Dies ergibt sich folgendermaassen. In der Hauptleitung hat man die Stromstärke J, den Widerstand W und keine electromotorische Kraft. Die Zweigleitungen sind alle gleich, in jeder sei die Stromstärke i; der Widerstand ist in allen $q\,w$, die electromotorische Kraft $q\,E$. Man hat nach den Kirchhoff'schen Säzen die Gleichungen:

$$J = p.i, \ J\,W + i.q\,w = q\,E$$

die erste nach dem ersten Saz für die zwei Knotenpunkte, die zweite nach dem zweiten Saz für die Hauptleitung und irgend eine Zweigleitung als in sich zurückkehrendem Weg. Durch Elimination von i aber folgt:

$$J\,W + J\,\frac{q}{p}\,w = q\,E$$

oder:

$$J = \frac{E}{\frac{w}{p} + \frac{W}{q}}$$

wie oben behauptet wurde.

9) Die Regel für beste Combination lautet, man soll eine Anzahl pag. 76. $\left(\sqrt{n\,\dfrac{W}{w}}\right)$ von $\left(\sqrt{n\,\dfrac{w}{W}}\right)$ fachen Elementen bilden, um einen gegebenen äussern Widerstand W mit n Elementen, deren jedes den Widerstand w hat, zu überwinden. Der reducirte Gesammtwiderstand ist dann (Anm. 7):

$$\frac{w}{p} + \frac{W}{q} = 2\sqrt{\frac{w\,W}{n}}$$

und daher die Stromstärke:

$$J = \frac{E \sqrt{n}}{2 \sqrt{w \, W}}$$

Nimmt man nun zu Ueberwindung desselben Widerstands andere Elemente, in der Anzahl n_1 mit dem Widerstand w_1 und der electromotorischen Kraft E_1, so hat man:

$$J_1 = \frac{E_1 \sqrt{n_1}}{2 \sqrt{w_1 \, W}}$$

Sollen beide Ströme gleich sein, so erhält man nach Erheben ins Quadrat und Weglassen des Factors $4W$ die Gleichung:

$$\frac{n}{n_1} = \frac{E_1^2 \, w}{E^2 \, w_1}$$

und nach dieser Formel sind die Aequivalenzzahlen der Elemente im Text berechnet.

pag. 98.   10) Wenn zu n Elementen, welche schon eingeschaltet sind, noch p hinzukommen, so dass am Schlusse der n und am Schlusse der p eine Leitung zum Körper geht, so hat man (Figur 50) eine Doppel-

Fig. 50.

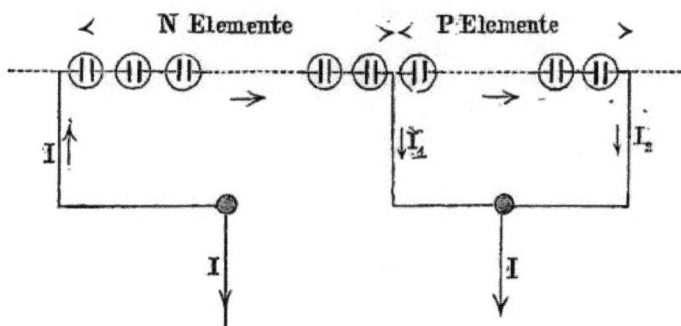

leitung zum Körper und eine einfache Zurückleitung. Ist E die electromotorische Kraft eines Elements, w sein Widerstand, W der Widerstand im Körper und v der überall gleich angenommene Widerstand von den Elementen zu der Messingsäule, wo die Electroden eingeschraubt werden, und bezeichnet man endlich die Stromstärken der Doppelleitung mit i_1 und i_2, die der Rückleitung mit i, so ergibt sich nach den Sätzen von Kirchhoff:

$$i = i_1 + i_2 \qquad i_2 \, (v + pw) - i_1 \, v = p E$$
$$i \, (W + v + n w) + i_1 \, v = n E$$

Eliminirt man aus diesen drei Gleichungen i_1 und i_2, so folgt:

$$i = \frac{E\{n\,(pw + v) + (p + n)\,v\}}{(W + v + nw)\,(pw + 2v) + v\,(pw + v)}$$

Nun ist aber W immer sehr gross gegen w und noch mehr gegen v. Wenn man also die lezten gegenüber von W vernachlässigt, so erhält man:

$$i = \frac{E\{n\,(pw + 2v) + p\,v\}}{W\,(pw + 2v)}$$

$$= \frac{E}{W}\left\{n + \frac{pv}{pw + 2v}\right\}$$

Der Strom von n Elementen, deren Widerstand gegenüber dem im Körper vernachlässigt werden kann, wäre $\frac{nE}{W}$; der Strom bei Einschaltung von weitern p Elementen ist derselbe, als ob $\left(n + \frac{pv}{pw + 2v}\right)$ Elemente eingeschaltet wären. Weil w stets grösser als v sein wird, so ist der Bruch der zu n hinzukommt, stets ein ächter. Wenn man $2v$ gegen pw vernachlässigen darf, ist der Bruch einfach $\frac{v}{w}$.

11) Die Formeln der Anm. 3 ergeben für den Fall, dass H gegen pag. 106. M und N sehr gross ist,

$$J = \frac{e}{H}$$

d. h. der Strom ist derselbe, als ob die zwei Zweigleitungen nicht da wären. Die Stromtheile sind:

$$i_1 = \frac{eN}{H\,(M + N)}; \quad i_2 = \frac{eM}{H\,(M + N)}$$

oder in J ausgedrückt:

$$i_1 = J\,\frac{N}{M + N}, \quad i_2 = J\,\frac{M}{M + N}$$

womit der Saz im Text bewiesen ist.

Tangententafel.

Grad	Tangente	Grad	Tangente	Grad	Tangente	Grad	Tangente
1	0,017	23	0,424	45	1,000	67	2,356
2	0,035	24	0,445	46	1,036	68	2,475
3	0,052	25	0,466	47	1,072	69	2,605
4	0,070	26	0,488	48	1,111	70	2,747
5	0,087	27	0,510	49	1,150	71	2,904
6	0,105	28	0,532	50	1,192	72	3,078
7	0,123	29	0,554	51	1,235	73	3,271
8	0,141	30	0,577	52	1,280	74	3,487
9	0,158	31	0,601	53	1,327	75	3,732
10	0,176	32	0,625	54	1,376	76	4,011
11	0,194	33	0,649	55	1,428	77	4,331
12	0,213	34	0,675	56	1,483	78	4,705
13	0,231	35	0,700	57	1,540	79	5,145
14	0,249	36	0,726	58	1,600	80	5,671
15	0,268	37	0,754	59	1,664	81	6,314
16	0,287	38	0,781	60	1,732	82	7,115
17	0,306	39	0,810	61	1,804	83	8,144
18	0,325	40	0,839	62	1,881	84	9,514
19	0,344	41	0,869	63	1,963	85	11,430
20	0,364	42	0,900	64	2,050	86	14,30
21	0,384	43	0,933	65	2,145	87	19,08
22	0,404	44	0,966	66	2,246	88	28,64
23	0,424	45	1,000	67	2,356	89	57,29

Literatur.

Althaus, die Electricität in der Medicin. Berlin Reimer 1860.

Beard und Rockwell. Praktische Abhandlung über Verwerthung der Electricität. Deutsch v. Väter. Prag. Dominikus 1874.

Benedikt, Elektrotherapie. Wien. Tendler 1868.

Du Bois-Reymond, Untersuchungen über thierische Electricität. Berlin Reimer 1848.

Brenner, Untersuchungen und Beobachtungen aus dem Gebiete der Electrotherapie. Leipzig. Gieseke 1868.

v. Bruns, Galvanochirurgie. Tübingen Laupp 1870.

Duchenne, de l'électrisation localisée, 3. éd. Paris. Baillière 1872.

— — die örtliche Anwendung der Electricität deutsch v. Erdmann. Leipzig. Barth 1856.

Fick, medicinische Physik 2. Aufl. Braunschweig. Vieweg 1866.

Fieber, Compendium der Electrotherapie. Wien. Braumüller. 1869.

Frommhold, der constante galvanische Strom. Pesth. Heckenast. 1867.

Heidenreich, Elemente der therapeutischen Physik. Leipzig. Wigand 1854.

Meyer, Die Electricität in ihrer Anwendung auf praktische Medicin. 3. Aufl. Berlin. Hirschwald 1868.

Middeldorpf, Galvanokaustik. Breslau. Jos. Max. 1854.

Oppenheimer, Lehrbuch der physikal. Heilmittel. Würzburg. Stahel 1861.

Priestley, Geschichte der Electricität. Deutsch v. Kränitz. Berlin Lange 1772.

Remak, Galvanotherapie. Berlin Hirschwald 1858.

Ries, Lehre von der Reibungs-Electricität. Berlin Hirschwald 1853.

Rosenthal, Electricitätslehre für Mediciner. 2. Aufl. Berlin. Hirschwald 1869.

Schmidt, Jahrbücher der gesammten Medicin. Leipzig. Wigand.

Voltolini, Anwendung der Galvanokaustik. 2. Aufl. Wien 1872.

Wiedemann, Galvanismus. 2. Aufl. Braunschweig. Vieweg 1874.

Wundt, Handbuch der medicinischen Physik. Erlangen Encke 1867.

Ziemssen, Electricität in der Medicin 2. Aufl. -Berlin Hirschwald
    1857.
Ziemssen und Zenker, deutsches Archiv für klinische Medicin.
    Leipzig bei Vogel.

———————

Preise der hauptsächlichsten Apparate nach den neuesten Preisverzeichnissen in Mark.

	Krüger Berlin.	Hirschmann Berlin.	Stöhrer Dresden.	Fein Stuttgart.
Daniell . . .	1—3,5	1,5		2,55
Grove . . .	7,5			
Bunsen . . .				4,15
Meidinger . .				3,75
Siemens . . .	2—3	3—5		
Leclanché . .	4,5—6,75	5		3,2—5,8
Noë Thermobatterie . . .		30		
duBois-Reymond Compensator		140		
Inductionsapparate				
Schlittenapp.	42—66	21—96		12—60
nach Meyer .	165	180		
transport. nach Stöhrer . .		60—114 (mit Thermos.)	64—96 (mit Zn.C)	30—102 (mit Leclanché)
Magneto elektr. App. . . .				51—96
Stromwender .		20—30		18—24
Elementenzähler				
mit Stöpsel .	30	30		30—36
mit Kurbel .	36 u. 54	36 bis 60		34—39
Rheostaten				
Stöpsel . .	90 (bis 2100)	90 (bis 2100)		90 (bis 2000)
	171 (bis 5000)	180 (bis 5000)		
Kurbel . .	75 (bis 1100)			112 (bis 2000)
	135 (bis 5110)	108 (bis 5000) (mit rascher Steigerung)		
Flüssigkeits-Rheost. . .			22	24
Batterien zur Galvanokaustik	102 (4 Bunsen)		54—156 (ZnC m.Chromsäure, 4 Plattensysteme)	78—120 (ZnC mit Chroms. 4 Plattensyst.)
	54 (2 Bunsen)			60—87 (2ZnFe)
	75 (2Zn Fe)			174 (4Zn Pt)

	Krüger Berlin.	Hirschmann Berlin.	Stöhrer Dresden.	Fein Stuttgart.
Apparatentisch in verschiedener Vollständigkeit sammt Batterien . .	300—750	300—945		90—300 (ohne Batterie).
Transportable ZnC Batterien, mit Stromwechsler, Elementenzähler etc.	120-150(40El.)	70-150 (40 El.)	110 (20 El.) 150-200 (40 El.)	51 (10 El.) 102 (20 El.) 128 (30 El.) 154 (40 El.)

(Voltameter von Mollenkopf, Stuttgart, 8 M. 60.)

Sachregister.

	Seite
Ableitungen	16
Amalgamiren des Zink . .	86
Anode	61
Arbeit der galv. Elemente	56
Arbeitsfähigkeit des Stroms	39
Astatische Nadel	108
Ausbreitung des Stroms .	115
Beetz's Element	87
Brenner's Apparat . . .	145
Bunsen's Element . . 81. 88	
Combination der Elemente 66. 75	
Dämpfung	114
Daniell's Element . . .	83
Elektricitätsmenge . . .	36
Elektrischer Strom . . .	1
Elektromotorische Kraft der	
Elemente 45. 59	
Elektrodenform	120
Elektrolyse	121
Elementenzähler	91
— von Siemens-Remak . .	92
— von Brenner	96
Erwärmung der Leiter . .	141
Extrastrom	129
Fehler der Leitung . . .	153
Flüssigkeitsrheostat . . .	32
Frommhold's Element . .	89
Funkenentladung . . .	50
Galvanometer	109
Gleichnamige Verbindung	63
Glühen	141
Grove's Element	82

	Seite
Induction	121
Influenzmaschine . . . 46. 54	
Isoelektrische Curven . .	117
Isolatoren	14
Kathode	61
Kurbelrheostat	30
Leclanché's Element . . .	86
Leitungsdrähte	12
Magnetoelektr. Apparat .	134
Meidinger's Element . .	84
Messung der Elektricitäts-	
menge	41
Multiplicator	107
Oxyde schlechte Leiter .	24
Polarisation	69
Pole der Elemente . . .	60
Reducirter Widerstand . .	64
Rheostat	25
Rheotom	149
Schieber von Stöhrer . .	94
Schlittenapparat	127
Siemens Element	85
— Einheit	7
Smee Element	89
Spannung der Elektricität	3
Spiegelgalvanometer . .	111
Stöhrer's Tauchelemente .	88
Stöpselrheostat	26
Stromfäden	116
Stromstärke	39
Stromwähler . . . 91. 150	
Stromwender	100

	Seite
Tangentenboussole . . .	102
Theilung eines Stroms . .	4
Ungleichnamige Verbindung	61
Universalschieber v. Baur .	102
Unterbrecher	146
Voltameter	72
Wheatstone's Brücke . .	8
Widerstand	6

	Seite
Widerstand der galvan. Elemente	59
— des Körpers	21
— reducirter	64
— specifischer . . : .	6. 12
— Zunahme beim Glühen .	143
Zink — Eisen — Elemente	81
Zweigströme . . . 4. 18. 22